# DETOX

Redbook
ediciones

# DETOX

BLANCA HERP

ROBIN BOOK

© 2016, Blanca Herp

© 2016, Redbook Ediciones, s. l., Barcelona

Diseño de interior: Primo Tempo

Diseño de cubierta: Regina Richling

ISBN: 978-84-9917-409-9

Depósito legal: B-22.919-2016

Impreso por Sagrafic, Plaza Urquinaona 14, 7º-3ª 08010 Barcelona

Impreso en España - *Printed in Spain*

# ÍNDICE

# 1. Por qué conviene depurar el organismo

# QUÉ SON LAS DIETAS DETOX

La importancia de la una buena depuración para recuperar tu salud, bienestar, belleza y peso ideal, es hoy incuestionable. ¿Por qué necesitamos desintoxicamos? En un mundo ideal nuestro cuerpo se depuraría normalmente sin ayuda alguna. Al fin y al cabo, la naturaleza diseñó el cuerpo para que se hiciera cargo de infinidad de amenazas en la vida diaria: bacterias y virus, traumas y temores. Pero...

Los problemas surgen porque en el mundo actual son demasiados los ataques contra los que combate nuestro cuerpo, y nuestros sistemas de eliminación naturales no pueden con tanto trabajo. ¡Y menudo trabajo!

Nuestro cuerpo elimina a diario una increíble cantidad de desechos por la orina y las heces, a través de la transpiración y de la exhalación de gases. Estos desechos son residuos metabólicos, células muertas, productos derivados de la digestión y otros restos orgánicos.

Pero en nuestros desechos hay cada vez más productos tóxicos: pesticidas, aditivos, fármacos y en general sustancias químicas que inhalamos de la contaminación del aire y de los productos domésticos. Además, la manera de alimentarnos también ha cambiado: la beneficiosa dieta mediterránea tradicional ha dado paso, en los países desarrollados, a una alimentación a base de platos preparados con una exagerada presencia de tres ingredien-

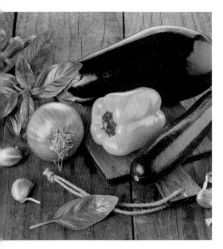

tes muy nocivos para la salud: azúcar, grasas y sal. De ahí la necesidad de depurarnos, ayudando nuestro organismo a desintoxicarse, a través de las dietas detox. Sus efectos beneficiosos se notan cada vez más.

## Cómo se depura el cuerpo

Nuestro cuerpo está sometido a un constante proceso de depuración sin principio ni fin, en el que se elimina cualquier molécula que haya cumplido su finalidad, además de las toxinas y residuos metabólicos. Al mismo tiempo, se producen nuevas moléculas que ayudan a eliminar los residuos corporales. El sistema linfático, el hígado, los pulmones, los riñones, la piel los intestinos… El proceso de desintoxicación es complejo y, para contribuir a que funcione con todo su potencial, vale la pena adoptar un enfoque global de nuestra salud.

Vamos a concentrarnos en la importancia de tomar alimentos saludables y la mejor forma de aplicar en casa las dietas detox. Vamos a ver cómo, poco a poco, el hecho de seguir con constancia estos consejos marcarán pequeños pero poderosos cambios en tu estilo de vida.

# Por dónde empezar.
# ¿Cómo se depura nuestro cuerpo?

## Los protagonistas principales del proceso de depuración

**El sistema linfático.** Esta intrincada red de canales es el sistema de recogida de desechos del cuerpo. La linfa (un líquido de aspecto lechoso que contiene un tipo determinado de glóbulos blancos, proteínas y grasas) se desplaza lentamente por todo el cuerpo.

Cuando pasa por uno de los múltiples ganglios linfáticos, la linfa es filtrada y de ella se extraen los cuerpos extraños o toxinas. Aquí es donde se combaten las infecciones y se impide que cualquier sustancia tóxica vuelva al torrente sanguíneo.

**El hígado.** Este órgano tiene que ver con casi todo lo que entra en el cuerpo, ya que depura la sangre de sustancias tóxicas (desde alcohol hasta pesticidas) que, de otro modo, se acumularían en la sangre.

El hígado absorbe estas toxinas, altera su estructura química, las hace hidrosolubles y las expulsa a través de la bilis (un líquido de color marrón verdoso). Seguidamente, la bilis transporta estos productos de desecho a los intestinos, donde son excretados.

**Los pulmones.** Millones de minúsculos alvéolos que se encuentran en los pulmones nos proporcionan aproximadamente 50 metros cuadrados de superficie para intercambiar gases. Cuando respiramos, el oxígeno penetra en la sangre y ésta, a su vez, se libera de sus productos de desecho (dióxido de carbono y agua).

Los pulmones se encargan también de la multitud de contaminantes que transporta el aire, desde la nicotina que hay en el **11** humo de los cigarrillos hasta el formaldehído de los materiales de construcción.

**Los riñones.** Su función primordial es filtrar la sangre y producir orina, mediante la que se eliminan las toxinas y los productos de desecho que genera la descomposición de las proteínas. También controlan el nivel de acidez del cuerpo y el del agua, y devuelven a la sangre cualquier nutriente valioso que necesite ser reciclado para un uso posterior. En algunas medicinas tradicionales, como la china, se consideran además como «las pilas» bioenergéticas del organismo.

**La piel.** Es el órgano más grande del cuerpo: si se extendiese sobre una superficie plana ocuparía aproximadamente 1,5 metros

## SIGNOS DE DESEQUILIBRIO
## EN EL SISTEMA DE DEPURACIÓN DEL ORGANISMO

| | |
|---|---|
| **Sistema linfático** | Frecuentes resfriados y gripes; cansancio; hinchazón; ojeras; celulitis. |
| **Hígado** | Si está sobrecargado de toxinas, podemos padecer abotargamiento, náuseas, indigestión y lengua sucia. |
| **Pulmones** | Catarro, nariz con mucosidad o constantes estornudos, senos frontales congestionados. |
| **Riñones** | Orina de color oscuro y turbio, escasa o con un olor intenso; dolor durante la micción. |
| **Piel** | Celulitis; piel con manchas y congestionada; espinillas o granos. |
| **Intestinos** | Estreñimiento, gases y meteorismo. |

cuadrados. La piel es un maravilloso depurador. Sus glándulas sudoríparas y sebáceas se deshacen de toxinas que no se podrían eliminar por ningún otro medio.

**Los intestinos.** Se encargan de descomponer los alimentos y absorberlos junto con el agua para introducirlos en el torrente sanguíneo, así como de llevarse los productos de desecho de la digestión y del metabolismo del hígado. Un sistema digestivo que funcione bien podrá eliminar rápidamente los residuos corporales.

Por el contrario, una dieta basada en alimentos muy refinados, como el pan, pasta y harinas blancas, o bien muchos de los alimentos desvitalizados de la industria, conduce a menudo al estreñimiento, y hace que los residuos tóxicos permanezcan en el organismo más de lo necesario.

## La salud del aparato gastrointestinal

La ecología y la función gastrointestinal se encuentran en el centro de la salud humana; sus desequilibrios pueden afectar de forma negativa al estado general del organismo. La estructura y las funciones intestinales determinan la carga total de toxinas que puede soportar el organismo y resultan esenciales para el proceso de desintoxicación.

La limpieza y curación del tracto gastrointestinal (en especial la del colon) proporcionan una base importantísima para una desintoxicación efectiva. Veamos algunas de sus peculiaridades.

• La superficie mucosa total del aparato gastrointestinal se compone de multitud de grietas y criptas microscópicas, la mayoría se hallan en el intestino delgado y tienen un área interactiva equivalente a un campo de tenis.

• Hay más bacterias ($10^{12}$) en 1 g de heces que estrellas en el universo.

- Los microbios del conducto gastrointestinal forman un área de actividad metabólica extraordinaria dentro del cuerpo, siendo únicamente superados por el hígado.

- El peso total de las bacterias presentes en el colon de un ser humano normal es de algo más de 2 kg (peso similar al del hígado).

- Los órganos digestivos producen cada día casi 4 litros de jugo para ayudar a la digestión y utilización de los alimentos que comemos.

## Somos lo que comemos

«Somos lo que comemos y asimilamos; no lo que eliminamos». Dicho de otro modo, la actividad de nuestro sistema gastrointestinal es vital en el proceso de nutrir al organismo y controlar la toxicidad por medio de la eliminación, un proceso que realmente nace en el colon.

Hay que limpiar el intestino de forma regular para obtener una depuración corporal efectiva. Pero también conviene recordar algunos principios básicos relacionados con el tracto gastrointestinal y con su contribución a la salud general del organismo.

## Masticar mejor

Como se sabe, el aparato gastrointestinal se compone de la boca y los dientes, el esófago y el estómago, el intestino delgado (duodeno, yeyuno e íleo) y el intestino grueso (colon). Inicia su función con una masticación apropiada, esencial para una buena nutrición. Otros órganos digestivos son las glándulas salivares, el páncreas, la vesícula biliar, las glándulas mucosas y el hígado.

## Enzimas en la saliva

Las enzimas salivares inician la digestión, proceso continuado por el ácido y las enzimas hidroclóricas del estómago, así como

**AFECTAN NEGATIVAMENTE
AL APARATO GASTROINTESTINAL:**

- Azúcares y alimentos refinados.
- Alimentos demasiado grasos o aceitosos.
- Exceso de alimentación y la no masticación (una o dos veces) de cada bocado.
- Beber demasiado en las comidas, lo que diluye nuestros jugos digestivos, reduciendo la capacidad para desmenuzar los alimentos de forma oportuna.
- Las sustancias químicas presentes en los alimentos, los pesticidas y las toxinas ambientales.
- El consumo persistente de alcohol, cafeína y nicotina.
- El consumo de drogas y medicamentos (con prescripción médica o no).
- Carencia de fibras y nutrientes integrales, especialmente cuando no se consume fruta fresca, verduras, cereales integrales o legumbres.

por las numerosas enzimas pancreáticas liberadas en la parte superior del intestino delgado. Por último, la vesícula produce la bilis, necesaria para la digestión de grasas. La asimilación de la mayoría de nutrientes tiene lugar en el intestino delgado; el colon, por su parte, se encarga de asimilar el agua, las sales biliares y otras sustancias antes de preparar la eliminación.

## Control detox: eliminar

La eliminación regular es crucial para la salud general y el control detox (es decir, de los niveles de toxicidad) en el cuerpo. Por ejemplo, el estreñimiento es en realidad un problema más grave de lo que se suele creer.

De hecho, hasta la más pequeña disfunción (como una simple inflamación) puede causar una absorción anormal e incrementar

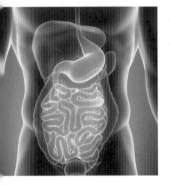

la permeabilidad de las barreras. El incremento de la permeabilidad intestinal provoca un desequilibrio en la absorción: la penetración de moléculas más grandes de lo habitual puede causar reacciones alérgicas y otras respuestas anormales de nuestro sistema inmunitario.

Recordemos que la hidratación, la dieta, la actividad física y el estrés son algunos de los factores que afectan a nuestra función eliminadora. Y que existe un delicado equilibrio entre la asimilación de los nutrientes que necesitamos y la eliminación de sustancias tóxicas.

## Las emociones

Recuerda que además el aparato gastrointestinal es particularmente sensible a los mecanismos emocionales. Una existencia marcada por el estrés puede afectar de forma negativa a la motilidad, a la producción de enzimas digestivas y a la función digestiva en general. Se ha identificado la existencia de más de treinta hormonas estomacales, muchas de las cuales actúan asimismo como neurotransmisores.

Más cosas: también es importante mantener una concentración adecuada de bacterias positivas en el colon, así como el decrecimiento de su concentración al ascender por el conducto hasta el intestino delgado o el estómago.

El crecimiento excesivo de bacterias anormales, levaduras de fermentación y parásitos suele originar trastornos gastrointestinales, como la inflamación de la membrana mucosa sensible del tracto, lo que redunda en una deficiente asimilación de alimentos y nutrientes.

# Comida sana, cuerpo sano

¿Qué significa comida sana? Cada cual, incluso muchos especialistas, tiene su propia teoría sobre lo que deberíamos comer. ¿Habría que combinar alimentos crudos y cocidos o bien seguir una dieta basada sólo en alimentos crudos? ¿Hemos de elegir alimentos biológicos o bien es malgastar tiempo y dinero?

Ante todo hemos de tener en cuenta que cada persona es diferente y que nuestro cuerpo necesita regímenes diversos. Lo que va bien a unos puede en cambio ser nefasto para otra persona.

Para encontrar la dieta adecuada lo más seguro es seguir el viejo método de prueba y error. Sabemos por instinto qué alimentos nos van bien y qué métodos de preparación prefiere nuestro organismo. Sin embargo, vale la pena seguir determinados consejos en donde una gran mayoría de expertos y métodos de salud coinciden. Constituyen el fundamento de la buena nutrición. Vamos a recordarlos en un momento.

## Algunos consejos para comer de manera saludable

¿Cocinas con agua del grifo? ¿Utilizas grasas o aceites, en la cocción? Son muchos los detalles que vale la pena tener en cuenta, así que comenzaremos por elegir, siempre que sea posible, los alimentos frescos de cultivo biológico que han crecido relativamente cerca (son los que contienen menos toxinas). Los alimentos tratados, las comidas preparadas, los alimentos de régimen, los productos de pastelería y los refrescos con burbujas son los que contienen más conservantes, colorantes y aditivos.

Hay que tener en cuenta que los productos no biológicos a menudo han sido tratados químicamente para que duren más y tengan un aspecto más atractivo. Siempre hay que pelar las frutas y verduras no biológicas para eliminar los residuos tóxicos que hay en su superficie.

Para los no vegetarianos, el pescado fresco también suele ser una opción interesante, si está libre de la contaminación que padecen los litorales.

Cocinar alimentos frescos no tiene porqué exigir tiempo y esfuerzo: la parrilla, los hervidos, los rehogados, los salteados al wok e incluso el vapor son métodos caracterizados por su rapidez.

Deben seleccionarse alimentos del tiempo cuando sea posible. Los alimentos que han crecido a un ritmo natural tendrán el máximo de nutrientes y vitalidad. Es la gran diferencia con los alimentos cultivados fuera de estación con fertilizantes, pesticidas y plaguicidas.

## Carnes y grasas saturadas

Conviene reducir el consumo de carne a dos veces por semana como máximo. En general se debe eliminar o reducir lo más posible la ingesta de carnes rojas y también de carnes y pescados ahumados. Huye de los embutidos y carnes *industriales*: contienen elevados niveles de aditivos y potenciales cancerígenos.

Puede salvarse algún derivado lácteo (kéfir, yogures caseros preparados con leche de cabra…) pero en general conviene evitar la leche y derivados con toda su materia grasa y de las grasas saturadas en general (leer bien el etiquetado sobre la composición), así como la ingesta de sal (sustitúyela por hierbas y especias o añade un poco de apio, para obtener un sabor salado natural).

Hay que evitar al máximo los alimentos con aditivos, colorantes y conservantes artificiales. Esto incluye los alimentos muy procesados, los precocinados y la comida «basura» (productos enlatados, deshidratados y empaquetados, y todo tipo de «comida rápida»). También hay que desconfiar de algunos alimentos «dietéticos», que puedan contener edulcorantes artificiales y otros aditivos.

## Detox: una dieta sencilla

Para depurar el organismo, y también para perder peso, elige una sencilla dieta integral baja en grasas, que incluya muchas verduras frescas, frutos secos y legumbres. Adelgazarás sin comprometer tu salud.

**Falsa dulzura.** Suprime (o reduce progresivamente) los dulces. Contienen un elevado nivel de colorantes, conservantes y otros aditivos. Desgraciadamente, los niños reaccionan peor: esos dulces de colores brillantes y los refrescos de cola a menudo provocan hiperactividad y reacciones alérgicas.

Preferiremos los alimentos de la agricultura y ganadería ecológicas siempre que sea posible, con ello nos libraremos de algún extravagante invento de la ingeniería genética y de la peligrosa química de síntesis de la agricultura convencional.

**En la ingeniería genética** de alimentos se altera su estructura para mejorar una determinada cualidad. Pero es una ciencia poco experimentada y de resultados imprevisibles. Se ha dicho que los alimentos sometidos a ingeniería genética pueden desencadenar alergias, asma o problemas en la piel.

**Pesticidas.** Prácticamente todos los alimentos no biológicos se han cultivado con la ayuda de algún pesticida. Algunos son cancerígenos; otros pueden causar mutaciones celulares o producen malformaciones congénitas. La tasa de mortalidad mundial por intoxicación de pesticidas rebasa las 200.000 personas al año. Un informe reciente constató que las mujeres embarazadas que trabajan en contacto con pesticidas agrícolas tienen casi el triple de posibilidades de perder a su hijo que otras gestantes. Hoy sabemos que las mujeres con una elevada concentración de residuos de **19**

DDT (un pesticida finalmente prohibido) tienen en su organismo cuatro veces más posibilidades de contraer un cáncer de pecho.

**Horno microondas.** Por seguridad, abandonaremos el calentado de la comida con el horno microondas. También eliminaremos los alimentos irradiados. La irradiación descompone las moléculas que forman el alimento, pero éstas constituyen nuevas moléculas y nuevas sustancias químicas cuando se unen de nuevo. Las sustancias químicas recién formadas –llamadas radiolíticos y radiolíticos únicos– no existen en ningún alimento, a menos que se haya irradiado… y sus efectos a largo plazo se desconocen por completo. Conviene asegurarnos de que, por ejemplo, las cebollas y patatas del mercado no hayan sido irradiadas para prolongar su conservación.

**Agua, azúcar y excitantes.** Se suele beber habitualmente café, té o refrescos a lo largo del día sin darle mayor importancia. Pero todas estas bebidas contienen alcaloides como la cafeína, una potente droga adictiva. La cafeína estimula las glándulas suprarrenales y pone al sistema en un estado de alerta, pero presenta notables efectos secundarios indeseables a medio y largo plazo. Si no puedes abandonar este hábito, intenta reducirlo: toma menos café y sustitúyelo por malta, té verde o tisanas de hierbas medicinales o aromáticas.

Conviene evitar igualmente las bebidas carbónicas y refrescos de cola: son agua con azúcar cuyo aporte no beneficia en nada la salud.

## Recompensa

Son muchos los motivos para elegir un dieta depurativa –una dieta «detox»–, que nos ayudará a hacer un poco de «limpieza» y a dar un respiro al organismo. Entre los principales encontramos:

- Fortalecer las defensas ante el riesgo de enfermedades.
- La salud y bienestar que se consigue (si se combina con un poco de ejercicio físico). Sensación de ligereza.
- Rejuvenecer. El efecto antiedad que otorga la depuración, unido al aporte de potentes sustancias antioxidantes de las bebidas y recetas detox.
- Adelgazar. Es una ayuda saludable en dietas de adelgazamiento en caso de sobrepeso y obesidad.

## Dietas detox y belleza personal

Si a menudo te sientes cansada y con poca energía, es el momento de limpiar tu cuerpo y tu mente con una buena «Operación Detox». Obtendrás más salud, vitalidad y atractivo personal. Además de un «holograma de luz», nuestro organismo es también una «máquina» de increíble precisión que conviene alimentar bien. (Eso incluye también los pensamientos que dejamos entrar en nuestra mente). ¡Verás cómo enseguida disfrutas de la energía que vas a obtener..!

Rejuvenecer. Si nos hubiéramos visto hace seis semanas y nos volviéramos a ver hoy, veríamos cómo la mayoría de las células que componían nuestra cara se han renovado y ahora son totalmente nuevas. Eso es porque este proceso se produce cada seis u ocho semanas.

Recordemos que la mayoría de células del cuerpo se sustituye todos los años. Los huesos y la dentina pueden tener alrededor de siete años, pero casi todas las células restantes son mucho más jóvenes, así que, aunque hayamos llevado una vida de excesos y malos hábitos, podemos revertir la situación casi por completo si empezamos a adoptar nuevos hábitos y a basar desde ya en ellos nuestra vida diaria.

La dieta detox aporta al organismo una nutrición de la mejor calidad y, al mismo tiempo, limpia las células de forma continuada. Gracias a este plan tu cuerpo asimila mejor los minerales y nutrientes en general, y tus células, más purificadas, te darán un aspecto más joven. Incluso las arrugas empezarán a desvanecerse. Olvida el pasado, todo lo que has oído hasta ahora y tu edad cronológica. Vas a tener mejor aspecto y luego te sentirás mucho mejor que unos cuantos años antes.

## Un cuerpo limpio, un cuerpo bello

Un pionero de la salud natural, Arnold Ehret, escribió: «La enfermedad es un esfuerzo que hace el cuerpo para eliminar productos de desecho, mucosidad y toxemia, y el organismo ayuda a la naturaleza de la forma más perfecta y natural. Lo que debemos curar no es la enfermedad, sino el organismo en su conjunto; hay que limpiarlo, liberarlo de los productos de desecho y de las materias extrañas, la mucosidad y la toxemia que hemos ido acumulando desde la infancia».

Los distintos sistemas de nuestro cuerpo se esfuerzan por mantener en todo momento el equilibrio perfecto, aquel que nos permite alcanzar el máximo de salud y belleza, pero solo pueden conseguirlo de verdad si previamente hemos hecho desaparecer todo el material tóxico que tenemos almacenado en el organismo. ¿Por qué? En último término, todo depende de cómo digerimos los alimentos y de la cantidad de «energía de la belleza» con que contamos.

Mantener el cutis libre de arrugas y el cabello brillante es algo que le importa poco a nuestro cuerpo, si tiene el hígado sobrecargado de desechos, las glándulas suprarrenales agotadas y los intestinos atascados. Por eso, para que nuestra digestión funcione a la perfección, depurar el organismo es tan importante.

**Intestinos, un gran almacén.** Te sorprendería saber hasta dónde llegan las consecuencias de la acumulación de material de desecho en nuestro cuerpo, y cómo envenena de forma continuada la sangre y todo el organismo. Recordemos lo largo y sinuoso que es nuestro tracto intestinal y la cantidad de espacio del que disponemos para almacenar basura. Como nuestro organismo está formado por tejidos esponjosos por los que circula la sangre, esta basura puede pasar a otros tejidos y órganos. Por eso conviene, para evitarlo, limpiar el organismo de forma continuada.

¿De dónde proceden todas estas toxinas? Están formadas por aditivos, conservantes y sustancias químicas en general, junto a partículas de comida mal digeridas y otros restos de alimentos, como los alimentos mal digeridos, que se convierten en campo de cultivo de bacterias dañinas, levaduras y mohos. Y los productos de desecho que producen son ácidos y tóxicos.

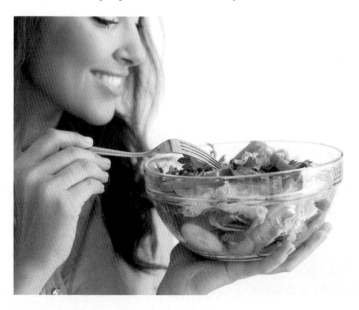

# El equilibrio ácido-alcalino

A menudo no nos fijamos si una comida es alcalina o ácida. Y sin embargo, mantener el equilibrio entre alcalinidad y acidez en nuestro cuerpo y en nuestros tejidos es una de las funciones más importantes de la nutrición. Es fundamental que comprendamos bien este principio, pues resulta clave para conseguir el éxito en nuestra lucha contra el envejecimiento y el aumento de peso. Además, la hiperacidez es hoy uno de los riesgos para la salud más frecuentes.

Todos los alimentos que ingerimos dejan un residuo ácido o alcalino en el torrente sanguíneo, según sean más ácidos o más alcalinos los minerales que contengan. Lo importante para nuestra salud y belleza es el modo en que los alimentos se descomponen en el organismo y el residuo que dejan. Y sobre todo, no confundir la palabra «ácido» cuando se utiliza también para describir el sabor de un alimento.

## Algunos alimentos engañan

Por ejemplo, las limas y los limones añaden un equilibrio «ácido» a una receta, pero una vez digeridos dejan una ceniza alcalina en el organismo. No es útil evaluar el pH de un alimento concreto en su estado natural, de forma aislada, porque el modo en que se descompone en el cuerpo es algo completamente distinto. La leche en sí misma tiene un pH alcalino, pero cuando la digerimos deja un residuo extremadamente ácido en el cuerpo. La digestión de los productos de origen animal también produce compuestos ácidos.

Cada una de las distintas partes de nuestro cuerpo necesita un pH diferente. Por ejemplo, los tejidos deben estar ligeramente alcalinos, mientras que el colon debe estar ligeramente ácido. Si consideramos el cuerpo en su conjunto, el promedio debería

## EL PH DE LOS ALIMENTOS

El equilibrio entre alcalinidad y acidez es lo que se conoce como pH, que significa «potencial de hidrógeno» y refleja la concentración de iones de hidrógeno en una solución dada. La escala del pH abarca desde 0,0 (totalmente ácido) hasta 14,0 (totalmente alcalino); en esta escala, 7,0 significa neutro. Cuanto más sube la cifra del pH por encima de 7,0, más alcalina es la sustancia en cuestión.

| ÁCIDO | | NEUTRO | | ALCALINO |
|-------|---|--------|---|----------|
| 0,0 | > | 7,0 | > | 14,0 |

**Alimentos muy alcalinizantes.** Son, por ejemplo: la fruta madura, brotes de semillas germinadas, verduras de hoja verde, verduras y hortalizas en general (excepto las que contienen almidón).

**Alimentos muy acidificantes.** Alcohol, una gran mayoría de fármacos (antibióticos, esteroides...), proteínas de origen animal, nicotina, azúcar refinado y edulcorantes artificiales, alimentos procesados, cafeína, productos lácteos, refrescos carbonatados.

ser levemente alcalino. El pH ideal de la sangre es de 7,365, y prácticamente no puede variar casi nada si queremos conservar una salud muy buena. En circunstancias normales, cuando seguimos una dieta rica en alimentos que producen residuos alcalinos, nuestro cuerpo no tiene ninguna dificultad para mantener este pH óptimo, ligeramente alcalino.

## Nuestro cuerpo termina acidificándose

Sin embargo, cuando tienen que hacer frente a una sobrecarga de ácido, no les queda más remedio que ingeniárselas para encontrar formas de impedir que el pH de la sangre caiga demasiado, y lo hacen incluso a costa de perjudicar a otros tejidos, órganos y actividades celulares.

Cuando tiene que luchar contra un pH demasiado ácido, el cuerpo empieza a lixiviar minerales alcalinos de los tejidos para compensarlo. Los minerales alcalinos como el calcio, el potasio y el magnesio que perdemos en ese proceso cumplen también muchas funciones embellecedoras, como la de permitirnos disfrutar de unos huesos fuertes y hermosos y la de abrir caminos de depuración en el organismo.

Si bien los alimentos que favorecen la acidez en el cuerpo no son todos necesariamente «malos», sí que deben equilibrarse con otros alcalinos. El cuerpo humano se desarrolla bien cuando recibe alimentos que favorecen la alcalinidad de la sangre y lo ayudan a neutralizar los productos de desecho del metabolismo, que generan acidez.

## ¿Cuáles son unos y otros?

**Carne, pescado, huevos, leche.** Entre los alimentos que más ácido producen están los de origen animal. Cuando aumenta la cantidad de proteína animal ingerida, también lo hacen los ácidos y los desechos metabólicos.

Diversos estudios revelan la conexión que existe entre una mayor ingesta de proteínas de origen animal y una pérdida de calcio en los huesos para ayudar a neutralizar el ácido.

En otras palabras, cuando la sangre se vuelve demasiado ácida, aunque sea muy ligeramente, se lixivian de los huesos compuestos alcalinos de calcio para reducir la acidez. Cuantas más proteínas se consumen por encima de las verdaderas necesidades del organismo, más ácida puede volverse la sangre y más compuestos alcalinos se necesitarán para neutralizar esta acidez. Por eso hay que eliminar o reducir todo lo posible el exceso de consumo de proteínas de origen animal. Es muy beneficioso tomar más frutas y verduras y menos proteínas en general y en particular de origen animal.

## Calcio en la orina

Existe un estudio, llevado a cabo en EE.UU., que revela un sorprendente aumento del 50% en el calcio presente en la orina. Pensemos que la ingesta media de calcio en EE.UU. está entre 70 y 100 g al día. En el año 2001 unos investigadores del *Study of Osteoporotic Fractures Research Group* (Grupo de Investigación de Fracturas por Osteoporosis) de la Universidad de California publicaron los resultados de un estudio en el que participaron más de 1000 mujeres de 65 o más años y donde se analizaba la proporción de proteínas de origen animal respecto a las de origen vegetal en su dieta durante 7 años. Las mujeres con una proporción más baja de proteínas de origen animal en su dieta obtenían de fuentes animales una media del 50% de su ingesta total de proteínas.

Este estudio reveló que las mujeres con el porcentaje más elevado de proteínas animales en la dieta presentaban 3,7 veces más fracturas de hueso y perdían masa ósea 4 veces más rápido que las que consumían un porcentaje menor.

## Si hay exceso de acidez

Un exceso de acidez tiene unas consecuencias muy dañinas a corto y largo plazo. Las personas que han consumido la dieta norteamericana habitual durante muchos años muestran un exceso de acidez en su organismo, lo que da lugar a mala salud, enfermedades, muerte prematura, inflamación, rigidez, degeneración de los tejidos, retención de líquidos e hinchazón, entre otros trastornos.

El pH de nuestros fluidos internos afecta a todas las células del organismo. El conjunto del proceso metabólico depende de que se mantenga un entorno alcalino; un exceso crónico acidificante corroe los tejidos corporales y, si no se combate, llega a interrumpir todas las actividades y funciones celulares, desde el latir del corazón hasta los impulsos neuronales del cerebro.

En otras palabras, la acidez aparece, de una u otra forma, como la raíz de un sinfín de enfermedades. Este proceso de descomposición y excreción de los desechos ácidos podría también denominarse «proceso de envejecimiento».

## Cuerpo alcalino: salud, belleza y longevidad

Una sangre y un cuerpo alcalinos fomentan la salud, la belleza y la longevidad, y nos permiten hacer frente a las enfermedades, la toxemia y el envejecimiento. Además, la pérdida de peso es mucho más fácil en un estado alcalino. Un cuerpo ácido tiende a aferrarse al exceso de peso y nos obliga a realizar un esfuerzo mucho mayor si queremos perderlo. Cuando están sobrecargados de ácido, los órganos encargados de eliminar (pulmones, riñones…), se saturan y no son capaces de hacerlo. Por eso gran parte de restos ácidos y tóxicos se almacenan en los tejidos grasos de todo el cuerpo.

Cuantas más toxinas tenemos en el cuerpo, más se expanden nuestras células grasas para almacenarlas. Como el organismo está constantemente intentando protegerse de las agresiones, gran parte de estos desechos son apartados de los órganos vitales… y por eso la grasa tiende a acumularse en las zonas «problemáticas», es decir, debajo de la barbilla, en los brazos, por el abdomen y en las caderas y los muslos.

Así pues, un organismo demasiado ácido reduce apreciablemente nuestra belleza. El exceso de acidez suele ser una de las principales causas del envejecimiento prematuro y de las arrugas precoces, del acné, de las ojeras, del cabello lacio, sin cuerpo o poco sano y de las uñas frágiles. Por eso es importante comprender bien que todos estos síntomas visibles tienen su origen en la bioquímica de un organismo ácido.

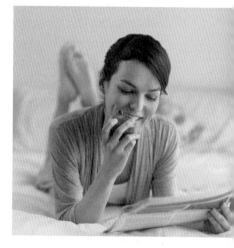

Para alcanzar el nivel máximo de salud, aspecto juvenil y belleza, debemos apoyar con una serie de cambios en nuestra dieta el esfuerzo que realiza nuestro organismo para conservar el pH perfecto, ligeramente alcalino. También conviene aprender qué alimentos dejan un residuo alcalino y cuáles dejan un residuo ácido en el cuerpo.

## La proporción 80-20

El modo de alcanzar nuestro objetivo de ofrecer nuestro mejor aspecto y de sentirnos lo mejor posible consiste en intentar consumir un 80% de alimentos alcalinizantes y un 20% de alimentos acidificantes. Los únicos alimentos conocidos que dejan un residuo realmente alcalino en el organismo son la leche materna, las frutas frescas y maduras y las verduras (excepto las que contienen almidón, como las patatas).

Todos los demás alimentos son, en mayor o menor grado, acidificantes.

# Dieta detox en marcha

## Antes de la depuración

Seguir una dieta o un plan detox significa seguir un proceso depurativo, más que «ponerse a dieta». Con la dieta detox también se puede perder peso, pero la prioridad es eliminar toxinas. Lo ideal en un proceso y depurativo es llevarlo a cabo de manera gradual: tanto al empezar como al terminar, conviene ir poco a poco, sin cambios bruscos en tu alimentación o modo de vida.

Conviene planificar con antelación cuándo quieres llevar a cabo la depuración. Echa un vistazo a tu agenda y elige los días que consideres más adecuados, cuando no tengas actividades o compromisos pendientes. Tienes que estar tranquila y relajada, porque al fin y al cabo son días para ti. Busca los días en los que crees que estarás totalmente libre y en los que te molesten lo menos posible. Pide a tus amigos o familiares que te concedan esos días para ti misma y, por supuesto, desconecta el teléfono móvil.

**En casa.** En los días previos a la depuración es conveniente ir preparando el escenario en el que llevarás a cabo el proceso depurativo, normalmente, tu propia casa. Puedes convertir el propio hogar en un pequeño «spa» o balneario de fin de semana siguiendo algunos consejos del feng-shui, de la aromaterapia y naturopatía en general, así como las mejores inspiraciones que tengas disponibles. Es un buen momento, antes de empezar, para introducir cierto orden y eliminar muchas cosas sobrantes e innecesarias.

**Los días antes.** Depurarse implica renunciar a los alimentos más dañinos y cargados de toxinas. Por eso, lo mejor es que durante los días anteriores a la depuración, vayas agotando o eliminando las provisiones de ese tipo de alimentos que queden en la cocina (es mejor evitar tentaciones…).

**Eliminar poco a poco.** A medida que se acerquen los días que hayas elegido para depurarte, vete reduciendo de manera gradual el consumo de café, bebidas gaseosas, alcohol, azúcares, carne roja, leche, huevos y cualquier producto de origen animal. Y por supuesto, también el tabaco. Si no eres capaz de dejarlo por completo, intenta al menos fumar menos.

**Agua y ejercicios.** El agua será un extraordinario compañero de viaje. Bebe tanta como quieras, quizá los días previos sean un buen momento para que te acostumbres a beber más agua de la que normalmente tomas.

Si llevas una vida sedentaria, los días previos a la depuración también son un buen momento para que empieces a moverte. Poco a poco, sin prisas, es bueno que te vayas acostumbrando a pasear, nadar (aunque sea durante pocos minutos al día) o realizar estiramientos («stretching»). Un poco de ejercicio suave (y a ser posible frecuente) es un gran método para empezar a eliminar toxinas.

## Después de la depuración

**¡Sin prisas!** Tanto en las monodietas de frutas y zumos, como en los ayunos, hay que salir del proceso depurativo paulatinamente, **poco a poco.** Puede suceder que, después de los días depurativos, tengas la tentación de hincharte a comer. ¡No olvides que sería un grave error! Si has decidido probar con la depuración a través de las frutas, por ejemplo, al terminar hay que ir sustituyendo los zumos por piezas de fruta, ensaladas de verduras, tazones de sopa, yogur, frutos secos, pan integral, luego un poco de queso fresco, etc.

**¿Cuánto tiempo hay que dejar pasar?** Si por ejemplo has dedicado **uno o dos días** a depurarte a través de los zumos de frutas y verduras, **cuatro o cinco días** después de dar por finalizada la depuración podrás volver a tu dieta habitual.

Es conveniente entrar en el proceso depurativo paulatinamente, pero en cambio es importantísimo, e imprescindible, salir de él poco a poco. Acabar la depuración y entregarse a una dieta desequilibrada, con abundantes grasas animales, bebidas gaseosas, cafeína y tabaco no sólo es altamente perjudicial para el cuerpo, sino que además hará que los días depurativos se conviertan en un tiempo perdido. Sus efectos se echarían a perder en gran medida.

**Comida ligera.** En los días posteriores a la depuración, toma un desayuno ligero (fruta fresca con un poco de yogur casero) y sigue la costumbre de beber un vaso de agua con limón. Además, durante la depuración, el organismo utiliza sus reservas de carbohidratos, lo cual puede dar lugar a un aumento de cetonas, que son sustancias que pueden causar dolor de cabeza. Una cucharadita de miel o de zumo de uva lo solucionará sin mayores problemas. Pasados unos días, haz el firme propósito de seguir una dieta variada que ante todo sea saludable, sin sobrecargar al cuerpo recién depurado.

## Monodietas

Una monodieta implica comer un solo tipo de alimento durante todo el día, ya sea fruta fresca, verdura cruda o alimentos cocidos. La monodieta actúa más suavemente sobre el organismo que el ayuno y, no obstante, le da un descanso a la digestión, y brindará a tu cuerpo la oportunidad de lograr una potente depuración.

Al seguir una monodieta, las tres tomas diarias principales (desayuno, comida y cena) son reemplazadas por una serie de comidas ligeras que se llevan a cabo cada dos horas, aproximadamente. A diferencia de un ayuno, en el que el apetito tiende a desaparecer, en la monodieta es normal que aparezcan ataques de hambre de manera esporádica, pero ingerir comidas ligeras y frecuentes te ayudará a satisfacer el apetito.

Encontrarás abundante información sobre monodietas en el capítulo 4; vamos ahora a ver, a modo de ejemplo, la monodieta o «cura» de avena, que tiene grandes dotes terapéuticas. Hay quien la sigue estricta, mientras que (sin ser monodieta) otros la acompañan con una pequeña cantidad de frutas y verduras.

## La cura suave de avena

La composición química de la avena confiere a esta cura un saludable efecto diurético. Además, regula el nivel de colesterol y los ácidos biliares. Y su elevado contenido en fibra combate el estreñimiento.

Además, favorece la actividad del páncreas (regulando el azúcar en la sangre), combate el insomnio y el agotamiento, fomenta la producción de leche en el embarazo y la lactancia, ayuda al desarrollo físico e intelectual de los niños y propicia la salida de los dientes. Y por su contenido en fibra, ayuda a perder peso, pues actúa como regulador metabólico.

Se trata de una depuración muy saciante, gracias a la cantidad de fibra de la avena, por lo que es improbable que notes sensación de hambre.

**Cómo se hace.** La cura suave de avena se puede llevar a cabo durante uno, tres, cuatro o cinco días, si bien lo ideal es hacerla un fin de semana. Procura utilizar copos de avena de cultivo biológico y aceite de oliva. Necesitarás también fruta, verdura, queso fresco (opcional) y frutos secos en pequeñas dosis. La avena se puede preparar sola, cruda o cocida, con leche, agua, caldo de verduras, frutas o yogur.

Consiste en repetir, más o menos, el siguiente proceso a lo largo de los días elegidos.

Come despacio, practica la siesta después de comer si te apetece y haz algún ejercicio suave.

- **Desayuno:** tres cucharadas de copos de avena para comer en crudo, yogur natural sin azúcar y fruta. Luego puedes tomar una infusión. Y a media mañana, una pieza de fruta.
- **Comida:** crema de avena. Se ponen a cocer durante diez minutos en 400 cc. de agua (cantidad equivalente a dos vasos) tres cucharadas colmadas de copos de avena y unos 50 g de verdura cortada finamente. Tras la cocción se añade un chorro de aceite de oliva. De postre puedes tomar fruta natural o en compota y queso fresco.
- **Merienda:** pieza de fruta o infusión.
- **Cena:** crema de avena. De postre, fruta natural o en compota, queso fresco y frutos secos (pero en pequeña cantidad).

**Copos, granola y salvado de avena.** Los copos y el salvado de avena se suelen tomar junto con un buen yogur. También se emplean en la elaboración de albóndigas vegetales y postres.

Si los copos de avena no son de buena procedencia o son demasiado gruesos pueden provocar diarreas.

La avena es uno de los ingredientes fundamentales de la granola, junto con otros cereales como las frutas desecadas y frutos secos. Tiene abundante fibra. Es ideal para comenzar el día.

Es pura fibra soluble y de textura muy suave. Se puede incorporar diariamente en todas las formas, bien como un suave cereal de desayuno o bien en infinidad de recetas.

**Harina o crema de avena.** Se utiliza para la elaboración de papillas (puré hecho con leches y cereales), sopas, salsas y galletas.

**Agua de avena.** Se obtiene por decocción de dos cucharadas soperas de granos de avena en un litro de agua. Se hierve durante cinco minutos y luego se filtra. Se puede dulcificar con miel. Es recomendable en cualquier momento del día.

**Otras ventajas.** En la práctica de medicina natural se considera que una cura de un día, practicada una vez por semana durante seis semanas, (y a ser posible en primavera), resulta tan eficaz como un programa depurativo de larga duración.

Con una cura de este tipo podrás seguir con tu vida normal, pero es muy recomendable que puedas darle al cuerpo un descanso en todos los sentidos, tanto físico como mental. Intenta elegir un día en el que no tengas ningún plan (quizá un fin de semana) ni compromiso, sin que te molesten. Vas a descansar, relajarte y depurar el cuerpo. Puedes aprovechar también para depurar tu mente.

**Antes y después.** En esta cura suave de avena sigue los consejos que hemos dado para antes y después de ponerla en práctica. Como hemos dicho, es mejor ir liquidando las provisiones de pasteles, galletas, cereales azucarados, quesos grasos…

Al tiempo que prescindes de lo que no vas a necesitar, haz acopio de las cosas que precisarás: por supuesto, los alimentos de la monodieta (naranjas, limones, ajos, uvas, en fin, la base de la monodieta), agua, e incluso algún libro, música o películas preferidas, aceites esenciales si quieres aromatizar una habitación o el baño, un cepillo para la piel y plantas medicinales o hierbas para hacer infusiones (menta, manzanilla, etc).

La **víspera** de la cura es conveniente ir poniéndose al día, tanto física como mentalmente. Por eso es muy recomendable tomar una cena ligera (ensalada, tazón de sopa de verduras, una macedonia de frutas o yogur) y que vayas preparando tu mente para eliminar todas las toxinas de tu cuerpo. Ha llegado la hora reservada para ti.

Antes de dormir, date un buen baño caliente y aromático, o bien aplícate un automasaje en la cara y en el cuello que te ayudará a eliminar todas las tensiones del día o de la semana y a dormir profundamente. Acuéstate temprano.

**¿Molestias?** Es poco probable que sientas molestias derivadas de la depuración, sobre todo si la cura sólo dura un día y no puedes hacerla de fin de semana. Si te sientes cansada, o te duele la cabeza, no te preocupes, son síntomas lógicos, señales de que tu cuerpo está eliminando toxinas.

El posible cansancio sea una consecuencia del relajamiento de la mente y el dolor de cabeza probablemente se trate de una reacción ante la falta de estimulantes que el organismo está acostumbrado a recibir durante un día normal, sobre todo si eres de las que toman mucho café, bebidas con cafeína o azucaradas. Si hay cierta sensación de cansancio, lo mejor es dormir algunas horas.

En los días posteriores a la monodieta, toma un desayuno ligero (fruta fresca con un poco de yogur, por ejemplo) y no olvides beber el vaso rejuvenecedor de agua con limón. Para comer, prepárate verdura salteada con arroz o fideos hervidos.

Y sencillamente, prepárate para sentirte más ligera y con más energía.

**EN RESUMEN**

Empleamos la palabra detox para hablar de desintoxicación, es decir, para eliminar toxinas que genera el propio cuerpo o para librarnos de los restos que adquirimos del aire contaminado, de los pesticidas, abonos químicos…
También hay alimentos que solemos tomar, pero que contienen una pequeña cantidad de tóxicos como el alcohol, las carnes o el azúcar.

**¿Cuándo tenemos que hacer una cura detox?**

Las dietas detox son ideales para todo el mundo, tanto para las personas con alguna enfermedad o trastorno como para cualquier persona sana. Ahora bien, lo ideal es que «limpiemos» el organismo cuando durante una época del año hemos consumido más tóxicos de lo que solemos hacerlo. Por ejemplo después del verano y después de las fiestas navideñas, fechas con exceso de helados, alcohol, comilonas…

**¿En qué consiste la dieta detox?**

Hay personas que siguen alguna dieta, con más o menos énfasis. Por ejemplo, algún semi ayuno: no comer nada durante un día, dos, tres o alrededor de una semana. Solo se toma algún zumo, infusiones y caldos. Las mejores curas detox se hacen cuando se toman sólo líquidos al menos 24 horas, porque así le damos menos trabajo al sistema digestivo y nos ayuda bastante a eliminar los tóxicos que pueda tener el cuerpo.

**Desayuno, comida y cena**

Un **batido** con piña, manzana y kiwis (o fresas) para eliminar toxinas a través de la orina.

**Zumos verdes:** el color verde es el que tienen algunos alimentos con propiedades más desintoxicantes. Se puede hacer con verduras de hoja verde (col, bróculi, espinacas), combinadas con otras hortalizas (zanahorias, apio) y una pieza de fruta para mejorar el sabor (espinacas, pepino y manzana, por ejemplo).

**Snacks:** una pieza de fruta para entretener al cuerpo en caso de gran apetito. Recuerda que puedes comer lo que quieras, pero cuanto más comas, menos oportunidad das al cuerpo para que elimine esas toxinas.

**Infusiones:** entre las tisanas e infusiones, el té verde es antioxidante y ayuda a depurar toxinas.

**Caldos.** Es importante que lleve verduras como el apio, el desintoxicante por excelencia, junto a la col, cebolla, zanahoria, y alguna alga. Es importante tomar sólo el caldo y no tomar ningún sólido.

## 2. Nutrición ideal
## para depurar el organismo

# LOS ALIMENTOS DETOX
## *Suplementos dietéticos*
## *que ayudan a depurarte*

Los alimentos y suplementos dietéticos nos ayudan en general a neutralizar los radicales libres. Y las plantas medicinales o alimentos que ayudan al hígado nos resultan igualmente de gran utilidad. Lo ideal es adecuarlos a las necesidades específicas de cada persona, y, en este caso vale la pena el consejo de un buen nutricionista, herborista o terapeuta especializado. Por ejemplo,

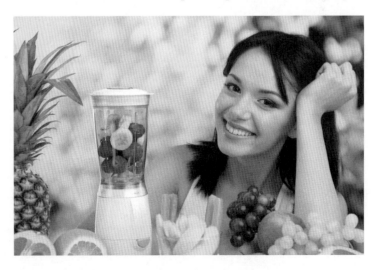

## ALGUNOS ALIMENTOS INTERESANTES PARA AÑADIR A NUESTROS PLATOS O ZUMOS DETOX

La mayoría de estos ingredientes son ideales para reforzar nuestros platos y bebidas detox y se pueden encontrar fácilmente en los comercios, o bien en herboristerías y tiendas de dietética. A veces aparecen bajo el nombre, un tanto rimbombante, de «superfoods», aunque son, realmente útiles y eficaces. Presentamos una pequeña selección de entre los más conocidos.

Podemos espolvorearlos por encima de las ensaladas, sopas, o zumos: un puñadito de ellos nos va a reforzar en todos los sentidos.

- Aguacate
- Ajo
- Alga espirulina
- Almendras, crema de almendras
- Aloe vera
- Brotes germinados de alfalfa y brotes germinados en general (rabanitos, trébol, cebolla, puerro, legumbres…)
- Cúrcuma
- Germen de trigo
- Hierba de trigo (puede ser en polvo)
- Jengibre
- Levadura de cerveza (desamargada), o de remolacha
- Linaza, semillas y aceite de lino
- Maca
- Pimienta de cayena
- Polen de abeja
- Semillas de calabaza
- Semillas de cáñamo
- Semillas de chía

**Algunas verduras de hoja interesantes en tu dieta detox**

| | |
|---|---|
| Acelga | Diente de león |
| Albahaca | Espinaca |
| Apio | Hojas de nabo |
| Berros | Hojas de remolacha |
| Berza | Lechuga |
| Bróculi y coliflor | Menta |
| Cilantro (coriandro) | Mostaza parda |
| Col, coles | Perejil |
| Col china bok choy | |
| (*Brassica rapa*) | |

**Otras verduras interesantes, tanto para tus zumos y batidos como en tu dieta:** cebolla y cebolleta, estragón fresco, hinojo, rabanito, colirrábano, verdolaga, achicoria roja, coles de Bruselas, hojas de zanahoria y de remolacha, orégano fresco.

es útil, y hasta conveniente, tomar plantas medicinales o suplementos que ayuden al hígado mientras se realiza el programa de desintoxicación.

Muchos complementos dietéticos vienen preparados en forma de cápsula, de jarabe o de comprimido. Algunos pueden formar parte de alimentos conocidos como «funcionales», o «superalimentos», o «nutracéuticos» o pre y pro bióticos… Otros se recomiendan incluso para complementar la pobreza de contenido de algunos alimentos, fruto de la agricultura intensiva, o de la industria alimentaria. Lo que nos interesa, en este caso, es elegir los mejores para nuestra dieta detox.

## Más alimentos interesantes

Tenemos a nuestra disposición muchos otros alimentos y «super-foods» –no caben aquí por razones de espacio–, que encontraremos en la cocina después de las ocasionales dietas detox. Disponemos de cereales, legumbres y otras hortalizas y frutas que ponen a nuestro alcance una enorme variedad de recetas deliciosas; ¡platos con los que disfrutarán los paladares más exigentes!

**Siempre frescos.** Para beneficiarse de todos los nutrientes presentes en las hortalizas conviene que estén bien frescas, por lo que es mejor comprarlas a diario, a excepción de las variedades que pueden almacenarse más tiempo, como las patatas, las zanahorias, la remolacha, las distintas clases de col, o los ajos y cebollas.

• **Corte.** Se recomienda trocear las hortalizas justo antes de consumirlas, porque debido a la acción del aire y la luz se pierden algunos nutrientes; por este motivo no se recomienda el consumo de ensaladas preparadas.

• **Fermentados.** Vale la pena tener en cuenta algunos alimentos, como las hortalizas acidificadas o fermentadas: la chucrut (sauerkraut), elaborada a partir de la col blanca, los pepinillos en vinagre y los pickles. Dan un original sabor a las ensaladas y son excelentes para la salud.

• **Procesados… y con aditivos.** En los productos vegetales procesados está autorizada la adición de azúcar o sustitutivos del azúcar, ácido ascórbico y conservantes, como el ácido sórbico, ácido benzoico y ácido fórmico. Es habitual también la esterilización y la pasteurización. Así que procuraremos que sean siempre frescos y, en lo posible, de la agricultura ecológica.

### Endulzar en la dieta detox

Lo ideal para la salud es eliminar absolutamente el azúcar blanco refinado e industrial, y es igualmente interesante eliminar también el azúcar integral de caña. Pero tenemos abundantes recursos para sustituirlo, como el sirope de ágave de absorción lenta (en dietéticas y grandes superficies), los dátiles triturados, las melazas de cereales y la miel de buena calidad, si se toma con moderación. Más adelante podemos avanzar con el uso de las hojas y los extractos de estevia (*Stevia rebaudiana*), o el sirope de yacón, entre otros edulcorantes saludables.

# Suplementos dietéticos

Una gran mayoría de *complementos* nutricionales clásicos (germen de trigo, levadura de cerveza, brotes de semillas germinadas, polen, algas…) será siempre preferible. Y también el refuerzo que puede otorgarnos un determinado alimento concreto, como puede ser por ejemplo la avena si la utilizamos como refuerzo (o en una monodieta de varios días), o bien la piña, con su aporte en enzimas (bromelina).

Podemos encontrar señales que invitan a cambiar nuestra manera de alimentarnos, como la desnaturalizada comida precocinada. Pero sea por el motivo que sea, tanto si se trata de retrasar el envejecimiento (antioxidantes) o en caso de carencias (multivitamínicos), como si queremos dar un poco más de energía añadida al organismo o mejorar nuestro rendimiento intelectual, disponemos de complementos y suplementos nutricionales con extraordinarias posibilidades.

O también, si necesitamos un poco de ayuda nutritiva en determinadas etapas vitales: durante el embarazo y la lactancia, **43** durante el crecimiento, en la vejez, en dietas de control de peso, en caso de anemia o debilidad, o bien en situaciones estresantes. En todos estos casos, los suplementos dietéticos son una buena ayuda para que el organismo recupere la salud o envejezca menos.

## ¿Cuántos suplementos dietéticos existen?

Podemos considerar cuatro grandes grupos de suplementos dietéticos en forma de comprimidos, cápsulas, 'perlas' o similares. Son los multinutrientes, los antioxidantes, los ácidos grasos esenciales y los probióticos.

## Multinutrientes

Se componen sobre todo de vitaminas y minerales, están al alcance de todos y son los más vendidos y populares. Es común encontrar suplementos de hierro o calcio, selenio… El silicio, por ejemplo, da hermosos toques de vida a la piel y cabello; es necesario para el normal funcionamiento de las glándulas suprarrenales y lo hay en los espárragos, zanahorias, apio, lechuga, perejil, tomates, calabaza, avena (y otros cereales integrales) y en las lentejas. O el zinc, que también devolverá vitalidad y alegría al cabello… y a la vida sexual masculina.

Una dieta sin carencias de hierro, calcio y silicio es importante para catalizar las reacciones biológicas y transmisoras de los impulsos nerviosos.

En general, en el organismo disponemos de cantidades notables de algunos minerales: calcio, fósforo, potasio, azufre, sodio, cloro, hierro, magnesio. Otros, como el flúor, el yodo, el zinc, el cobre, el selenio, el manganeso, el rubidio y el litio se encuentran en cantidades microscópicas y son los oligoelementos. Pero todos ellos son esenciales para las células corporales y resultan tan importantes para la salud como las vitaminas.

## Antioxidantes

Hace tan sólo algo más de quince años que se habla de los alimentos antioxidantes para hacer frente a los radicales libres responsables del envejecimiento y de muchos trastornos. Los científicos más estrictos reconocieron inicialmente cuatro: las vitaminas E y C, el selenio y los betacarotenos precursores de la vitamina A.

Hoy sabemos que existen muchos más, como la quercetina (calabaza, cebolla, uva negra, bróculi), el grupo de flavonoides, las antocianinas (moras, frambuesa), los índoles (coles, nabo, rábanos, berros, mostaza), la clorofila (hortalizas de hoja verde) o el licopeno (tomate).

## Ácidos grasos esenciales

Los ácidos grasos pueden considerarse como «las unidades básicas» de las grasas. Se llaman «esenciales» porque el organismo no puede sintetizarlos, sino que únicamente puede adquirirlos a través de la alimentación, como los Omega-3 y Omega-6. Algunos ácidos esenciales, como el ácido linoleico y el ácido linolénico son precursores de las prostaglandinas, que regulan la función celular. Un buen funcionamiento del cerebro, compuesto de grasas de alta calidad biológica en un 60%, también depende de un aporte apropiado de AGE.

Las fuentes principales están el pescado azul, pero la alimentación actual es pobre en el aporte de Omega-3. En cambio el Omega-6 está presente en mayor cantidad en alimentos variados como: arroz, pan integral, muesli, huevos bio, aguacate, aceitunas, frutos secos, queso manchego curado, aceite de maíz, aceite de girasol, aceite de sésamo, etc. Y el aceite de girasol, presente en bastantes alimentos industriales, a los que favorece.

## Prebióticos y flora intestinal

En la flora intestinal humana existen más de 400 especies de microorganismos, que tienen como principal función limitar el crecimiento de los que son nocivos –patógenos– en el intestino e interactuar con sustratos no absorbidos de la dieta. Sin embargo, la flora intestinal es muy vulnerable a determinadas condiciones. En los adultos varía notablemente dependiendo de varios factores como la alimentación, los genes, los tratamientos con antibióticos, el estrés, infecciones, edad, enfermedades hepáticas, renales o cáncer.

Los alimentos y complementos nutricionales **prebióticos** son ingredientes no digeribles de la dieta que estimulan el crecimiento o la actividad de uno o más tipos de bacterias en el colon.

Los **probióticos** son microorganismos vivos (¡y frágiles!) que al ser agregados como suplemento en la dieta, favorecen el desarrollo de la flora intestinal.

Los **simbióticos** combinan en sus formulaciones la unión de prebióticos y probióticos, lo que permite aprovechar más los beneficios de esa unión.

## Complementos nutritivos

Como se sabe, en la cocina naturista disfrutamos de complementos nutritivos clásicos desde hace muchas décadas. A veces los empleamos incluso sin darnos cuenta, para dar el toque definitivo a una receta. Su uso práctico en la cocina más bien tiende a aumentar, porque muchos de los alimentos que se utilizan son realmente medicina.

Entre estos complementos más habituales disponemos del germen de trigo y la levadura de cerveza (o de remolacha) que tan a menudo se añaden a las ensaladas. O el salvado de trigo o de avena: hay quien lo añade al muesli para acentuar un efecto laxante. También el polen de abeja, el propóleo y la jalea real, o también la acerola, la lecitina de soja o la ciruela umeboshi.

Más recientemente nos encontramos con el jugo de la «hierba del trigo» (se puede preparar en casa) o el «Rejuvelac»... ¡es una lista larga!

## Algas, verduras del mar

Disponemos también de las algas, auténticas verduras del mar, aunque las hay de lago también muy interesantes. Las algas son un tesoro en minerales y oligoelementos y una bendición para nuestros huesos, para el control de peso y como aporte para el organismo. En los países que consumen algas con asiduidad, como en el Japón, la población es de las más sanas, vigorosas y longevas del planeta. La función antienvejecimiento de las algas (pardas y rojas, sobre todo) es debida a los antioxidantes polifenoles, los carotenoides y las vitaminas E y C.

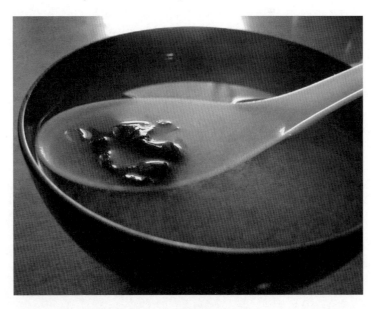

Las algas son también ricas en ácidos grasos esenciales, enzimas y fosfolípidos, y sus sabores cada vez nos resultan más familiares. Como los de las algas arame, dulse, espagueti de mar, hiziki, kombu, nori y wakame (conocida como «kelp», en algunos países). El alga agar-agar es un excelente gelificante natural.

Y entre las algas de lago más conocidas encontramos tres, en forma de suplemento: el alga verdiazul del lago Klamath, el alga chlorella o la espirulina.

## Germinados

Las semillas ideales para germinar deberían de ser de procedencia ecológica y no transgénica. Las elegiremos pues bio, es decir, sin tóxicos ni química de síntesis; así mantienen todo su poder germinativo, saludable y nutritivo. Además de la soja y la alfalfa podemos descubrir el sabor de otras semillas para germinar con facilidad. Disponemos de alfalfa, amapola, arroz, azuki, cebolla, escarola, fenogreco, garbanzos, girasol, hinojo, lentejas, mostaza, quinoa, rabanitos, soja verde, trébol y trigo.

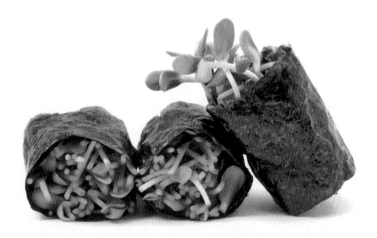

## Coenzima Q10

Conviene personalizar los suplementos dietéticos: no comen lo mismo un adolescente que un anciano, o alguien con tareas de tipo sedentario, o una futura madre durante el embarazo y la lactancia. Nutrirnos depende también del peso y de otras circunstancias personales. Así que tendremos en cuenta los suplementos dietéticos en caso de una alimentación desnaturalizada, durante el embarazo y lactancia (aportes de vitamina A, B6, D, C y ácido fólico), durante el crecimiento (vitaminas del grupo B, C, D, A y calcio, magnesio y hierro) y en la vejez (vitaminas A, C, del grupo B y vitamina D).

Y también en caso de situaciones estresantes, a las que conviene prestar más atención si nos interesa cuidar la salud (vitaminas C, E y del grupo B).

La coenzima Q-10 es una enzima cada vez más conocida porque, además de ser muy amiga de la piel y la dentadura, recarga de energía para todo el día a todas las personas mayores de 45-50 años, que es cuando el organismo deja de producirla de forma natural.

## Nutracéuticos

En la década de 1990, los llamados «nutracéuticos» hicieron fortuna en EE.UU. El nombre se refiere a todos aquellos alimentos con algún efecto específico beneficioso para la salud, como por ejemplo el resveratrol de la uva negra (ideal para el corazón y para un buen metabolismo de las calorías), algunas verduras crucíferas como el brécol (*Brassica oleácea*, un anticancerígeno), o las isoflavonas de soja (para la menopausia y también en caso de déficit hormonal). Muchos extractos botánicos y herbales, como el ginseng o el aceite de ajo se han desarrollado como nutracéuticos. A efectos prácticos se trata también de suplementos.

**49**

# Alimentos crudos, alimentos cocidos

## Efectos del calor sobre los alimentos

**Pérdida del sabor natural y de su aroma.** Algunos alimentos adquieren un nuevo sabor, a menudo bastante diferente. También el frío puede alterar los sabores y estructuras, como ocurre con las judías tiernas congeladas.

**Pérdida de parte del contenido vitamínico de los alimentos.** Es la consecuencia más conocida, en especial de las vitaminas sensibles al calor, como la vitamina C, la vitamina A (en presencia de oxígeno), y el ácido fólico (vitamina B9).

**Destrucción de fermentos** (sobre todo en el caso de las verduras y hortalizas) que poseen importantes funciones en la nutrición, es decir, que producen una «autodigestión» de los alimentos que ingerimos y que alivia nuestras glándulas digestivas. En una comida cotidiana nuestro organismo llega a segregar más de ocho litros de jugos digestivos.

**Pérdida de parte de las sales minerales,** si los alimentos se cuecen sumergidos o en contacto con agua, por favorecer su poso y disolución en ella. El exceso de sal ayuda también a diluirlos.

**Desnaturalización de las proteínas,** a consecuencia de cambios en el estado coloidal de la membrana celular y del contenido de las células, si bien con ello las proteínas son más digeribles.

**Pérdida de masticación.** Con el empleo del calor (asados, hervidos, etc.) se consigue que podamos comer muchos alimentos vegetales que crudos no serían comestibles. Pero en cambio, en mu-

## ¿SON PREFERIBLES LOS ALIMENTOS CRUDOS?

El régimen crudo contribuye también a la regeneración de las mucosas y glándulas digestivas. Es importante comenzar todas las comidas con alimentos crudos, por ejemplo una ensalada. Los fermentos de los alimentos crudos, al ser muy ávidos de oxígeno, lo absorben del canal intestinal, produciendo así un medio anaerobio (carente de oxígeno) fundamental para el desarrollo de la flora intestinal simbiótica indispensable para la salud.

Hoy en día se suele observar, cada vez con mayor frecuencia, una gran pobreza de fermentos beneficiosos en la sangre y los tejidos de quienes se nutren casi exclusivamente de alimentos cocidos y precocinados, lo que genera envejecimiento prematuro y trastornos de tipo degenerativo. El célebre nutricionista Bircher-Benner, que desde su clínica suiza dio a conocer el muesli en todo el mundo, consideraba que la cantidad de alimentos crudos de cada comida debe igualar, en peso, a la de los alimentos cocidos.

En los menús de cada día es una buena idea prever que una de las comidas sea de crudos.

chos otros alimentos se ha perdido la necesidad de masticación. El resultado es que ingerimos demasiados alimentos muy poco masticados, con los inconvenientes que conlleva para la salud.

**El lado positivo.** Hay alimentos que precisan cocción porque crudos contienen sustancias nocivas que se destruyen precisamente gracias a la acción del calor. Por ejemplo, en las patatas, o en algunos tipos de alubias, o en la soja.

## ALGUNOS CONSEJOS PRÁCTICOS
## SOBRE LA COCCIÓN DE LOS ALIMENTOS

• Usar la mínima temperatura posible. No calentar demasiado ni durante mucho tiempo los alimentos que vayamos a consumir. O bien...

• Algunos expertos consideran que calentar a altas temperaturas, pero durante un corto espacio de tiempo es menos perjudicial que calentar a bajas temperaturas durante un espacio de tiempo mayor.

• Ahorrar el máximo posible de fuego, de agua y de sal.

• Cuanto mayores sean las pérdidas por el calentamiento a que sometamos los alimentos, tanto mayor deberá ser la cantidad de alimentos crudos para lograr un equilibrio.

• Evitar al máximo recalentar los alimentos. Hacerlo es perjudicial para la salud, y mantenerlos calientes durante largo tiempo es todavía más nocivo.

• Evitar utensilios que contengan aluminio (o plomo, en el caso del barniz de algunas cazuelas de barro). Según un estudio del Dr. Hauschka, la cocción mediante el fuego de leña y con recipientes de barro o de oro es la ideal. Hoy en día es poco realista, pero vale la pena elegir los mejores materiales posibles para nuestros utensilios.

## 3. Bebidas que ayudan a desintoxicar el organismo

# LOS ZUMOS Y JUGOS DETOX
## *para tomar con las dietas depurativas*

La base original de los actuales jugos o zumos detox son los vegetales de hoja verde (espinacas, lechuga, berros, col rizada, hojas de mostaza, rúcula, acelgas, perejil...) con un toque de dulzura procedente de la fruta. Por eso también se conocen como zumos verdes. Son la versión actual de los clásicos zumos de frutas, y son una bomba explosiva de energía, gracias a sus componentes principales: agua, proteínas (sobre todo aminoácidos), carbohidratos, ácidos grasos esenciales...

Y también importantes **micronutrientes**, ya que estos jugos son extraordinariamente ricos en **vitaminas y minerales**; nos aportan vitaminas hidrosolubles, y también liposolubles, como la vitamina A, la K y carotenos antioxidantes.

Contienen también los valiosos **enzimas**, que son el motor esencial de activación de cada una de las miles de reacciones químicas que tienen lugar en el organismo. Recordemos que sin los enzimas la vida no sería posible más de tres minutos seguidos, y que se destruyen cuando los alimentos se cuecen a más de 45 ºC. Y los jugos detox... ¡son una incalculable fuente de enzimas!

Finalmente encontraremos fitoquímicos, que son los elementos que dan color, olor y textura a las plantas y tienen un efecto protector contra sus depredadores. En el cuerpo humano mantienen esta misma función protectora, con propiedades antiinflamatorias, anticancerígenas y fortalecedoras del sistema inmunitario.

Los beneficios de los zumos naturales recién hechos son incalculables y nos aportan de forma decisiva las sustancias necesarias para evitar el estrés, prevenir las enfermedades, potenciar el efecto antiedad… y proteger nuestras células, reparando tejidos.

## Un gran aporte

Cuando tomamos un jugo verde estamos concentrando todos los beneficios de los vegetales que lo componen: tantos como ingredientes tiene nuestra mezcla. Recordemos que lo ideal, hablando de frutas y verduras, es tomar cinco piezas al día, con la ventaja de que en este caso son crudas. Las verduras de hoja verde son uno de los alimentos naturales con más densidad nutricional que se conocen, es decir, que con un sencillo jugo verde al día podemos obtener totalmente el nivel de micronutrientes recomendado por las autoridades sanitarias y especialistas en nutrición.

## Efecto alcalinizante. El equilibrio ácido-base

Como hemos dicho, la sangre tiene un pH (pH es la forma de medir la acidez/alcalinidad del organismo) de 7,35 a 7,45. Teniendo en cuenta que 7 es un estado neutro, el pH de la sangre en estado normal es pues ligeramente alcalino. Por otra parte hay que tener en cuenta, además, que el nivel de pH de los fluidos del cuerpo afecta cada una de las células.

Para completar los procesos metabólicos, el cuerpo necesita un ambiente alcalino. Un estado de acidificación constante, producido por un estilo de vida y de alimentación erróneos (con abundancia de carnes y alimentos preparados de la industria) daña los tejidos del cuerpo e interrumpe toda actividad y función celular, desde el latido del corazón hasta la actividad neuronal del cerebro. En pocas palabras, un estado ácido es la raíz de la mayoría de enfermedades.

Un dato más: se sabe desde hace poco que las células cancerígenas no son capaces de reproducirse en un ambiente alcalino. Pues bien, los vegetales y las frutas maduras son los únicos alimentos naturales con un efecto claramente alcalino sobre el cuerpo, por eso es tan importante que estén presentes todos los días en la dieta. Por tanto, el consumo habitual de zumos verdes en nuestra alimentación nos ayudará a prevenir enfermedades degenerativas tan duras como la de Alzheimer o muchos tipos de cáncer.

## Efecto detox y otras ventajas

La rica composición de sustancias que nos aportan los jugos será esencial para poder activar el proceso natural de depuración, es decir, el popular «efecto detox» en el organismo. Y facilita además la pérdida de peso. Por otra parte, como no necesitan digestión, el organismo podrá focalizar su energía en depurar, reparar tejidos y fortalecer tu salud.

Clorofila. Los vegetales de hoja verde son muy ricos en clorofila, el pigmento vegetal que les da color verde. Este pigmento tiene una estructura molecular prácticamente idéntica a la de la hemoglobina, la proteína encargada de transportar el oxígeno de la sangre a todas las células del cuerpo. La clorofila que ingerimos se convierte rápidamente en hemoglobina y aumenta la capacidad de oxigenación de la sangre (el oxígeno es, por descontado, el elemento más importante para mantener las células vivas y en funcionamiento).

**55**

También nos ayuda a regular el tránsito intestinal, aunque la mayoría no suele aportar mucha fibra ya que, al hacer los jugos, descartamos la pulpa y la mayor parte de la piel de las hortalizas y frutas. En todo caso estos jugos naturales son un buen aliado cuando hay tendencia al estreñimiento. Además, según cómo los hagamos (licuadora, batidora, etc.) los jugos saldrán con más o menos grumos, que son básicamente fibra que estimulará aún más los movimientos intestinales.

**Antioxidantes para la longevidad.** Por otra parte los jugos detox son una gran fuente de antioxidantes. La función principal de los antioxidantes es combatir los radicales libres, que son moléculas que dañan las células del cuerpo y que aceleran el proceso de envejecimiento.

Un estilo de vida saludable y un aumento en el consumo de vegetales y jugos verdes se verá reflejado en unos cabellos brillantes y fuertes y en una piel más suave, tonificada y joven, como podemos comprobar por el testimonios de muchas personas que los toman.

Y, por descontado, son una enorme fuente de energía al alcance de todos y todos los días.

## A sorbitos

Como decimos, los zumos detox y los zumos naturales en general son una bomba nutritiva para el organismo, con la ventaja de que el cuerpo no tiene que hacer ningún proceso de digestión; es decir, todos los nutrientes del zumo pasan directamente a la sangre y proporcionan una sensación revitalizante y de energía momentánea y sensacional. Ahora bien, hay que beberlos muy despacio, siempre con calma y a sorbitos espaciados, disfrutando de su delicioso sabor en el paladar.

## Cómo hacer zumos detox en casa

**Utensilios.** Tenemos ante todo dos tipos de extractores de zumos detox. Uno es la licuadora clásica y el otro son los nuevos extractores lentos en frío. Para otros jugos saludables combinados de tipo más sólido podemos utilizar también una batidora (de brazo tipo pimer, o bien de vaso). Veamos brevemente estos dos extractores de jugos.

**Extractor por centrifugación o licuadora.** Es el más económico, y el más utilizado. Entre sus ventajas:

• Es el más rápido.

• No es necesario cortar las verduras ni las frutas en trocitos muy pequeños, lo que también hace más ágil la preparación.

Pero:

• No es tan eficiente (la pulpa que sale es muy húmeda, con lo que se pierde una parte del contenido vegetal. Necesitaremos más vegetales para obtener la misma cantidad de jugo que si utilizáramos un extractor de zumos «por masticación».

• No es muy eficiente a la hora de extraer jugo de verduras de hoja verde. Un buen truco es enrollar los vegetales de hoja verde haciendo una pelota bien apretada. Y sólo puede hacer jugos, es más ruidoso y la alta velocidad puede calentar la operación y se pueden perder nutrientes y oxidar también el resultado.

**El extractor por masticación, tipo «Cold Press».** Básicamente, «mastica» la fruta y las verduras con el uso de un eje en forma de espiral. Los vegetales son presionados contra las paredes de un filtro metálico por donde escapa el jugo y se separa de la fibra. Tanto la pulpa como el jugo son expulsados y se recogen en dos contenedores distintos.

Entre las ventajas:

• La extracción del jugo es más lenta que con el de centrifugación y, por tanto, la temperatura no aumenta y se conservan la mayoría de los micronutrientes (vitaminas, minerales y enzimas). El jugo no recibe tanto aire, con lo que la oxidación es inferior y en general el valor nutricional del jugo es superior.

• Es mucho más fácil extraer jugo de todo tipo de fruta y vegetales, incluso de hojas verdes y hierba del trigo (brotes de trigo germinado).

• Extrae más cantidad de jugo y la pulpa que sobra sale mucho más seca.

• Tiene más funciones (preparar leches vegetales y cremas de frutos secos, desmenuzar vegetales, moler café...). Y es más silencioso.

Pero…

• Este aparato es considerablemente más caro que el de centrifugación.

• Necesita más tiempo. Opera a menos revoluciones y además la apertura por donde se introducen los ingredientes suele ser más pequeña, por lo que se deben cortar en trocitos más pequeños.

**¿Llevará mucho tiempo?** Piensa en poco más de 30 minutos al día, desde que preparas la fruta hasta que hayas lavado y puesto a secar la última pieza de tu extractor (no mucho más si el extractor es en frío), sobre todo si ya tienes la fruta y verdura preparadas. Hay que limpiarlo siempre después de cada extracción. Si los elaboras de buena mañana, es una buena manera de meditar en la cocina, basta con levantarse un poco antes para evitar las prisas.

### Para preparar jugos detox

Aunque os ofrecemos aquí abundantes recetas para preparar vuestros zumos, la propia práctica os enseñará a elegir los ingredientes preferidos y las proporciones adecuadas. Normalmente utilizaremos:

**1.** Una base verde (normalmente con apio o pepino), más

**2.** Verduras de hoja verde (espinacas, lechuga, todo tipo de coles, col «kale», diente de león), más

**3.** Fruta (manzana, pera, limón, lima, pomelo…), y finalmente, más

**4.** Superalimento en pequeña cantidad (bróculi, polen, germinados, espirulina, o jengibre, o algún suplemento dietético…)

### Para hacer los jugos o zumos detox…

**1. Limpia bien los ingredientes.** Lo más cómodo es mojar los ingredientes con una mezcla de un vaso de agua con dos cucharadas de vinagre de manzana, con la ayuda de una botella de spray. Hay que dejar actuar la mezcla durante cinco o diez minutos antes de secar los vegetales con agua fría y utilizaremos un cepillo pera verduras para lavar la superficie de las hortalizas de raíz, como las zanahorias o la remolacha.

**2. Ingredientes ecológicos.** Las frutas y verduras de los jugos deberían ser ecológicos tanto como sea posible, ya que la calidad

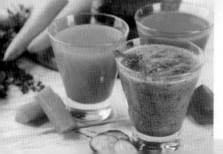
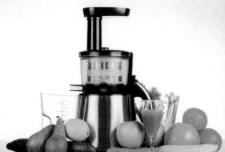

y la cantidad de los micronutrientes es considerablemente diferente de los convencionales. Además, evitaremos ingerir pesticidas, herbicidas y otros tóxicos que son imposibles de quitar y que resultan muy dañinos para del organismo.

Si tus ingredientes no son bio (orgánicos, o ecológicos: otras palabras para decir lo mismo), lo recomendable es pelarlos. Gran parte de las vitaminas y minerales se concentran en la piel, pero también es aquí donde se encuentra la mayor cantidad de restos químicos (fertilizantes, herbicidas, pesticidas...) y por muchas veces que los aclaremos con vinagre, no desaparecerán.

De todas formas recuerda: siempre es mejor tomar un jugo verde hecho con ingredientes cultivados de forma convencional que no tomarlo.

**3. Azúcares.** ¿Te apetece un zumo de licuadora a base de zanahoria, manzana, naranja y piña? ¿Quién puede rechazar esta deliciosa golosina? Sin embargo, hay algunas cosas a tener en cuenta.

• Las frutas y, en una cantidad inferior, las raíces, como las de la remolacha y zanahoria, son ricas en azúcares. Cuando hacemos un zumo con estos ingredientes eliminamos la mayor parte de fibra, y ésta es la que nos ayuda a ralentizar la absorción de los azúcares.

• Sin fibra, los azúcares se absorben rápidamente y esto provoca un pico en sangre y una fuerte respuesta de la insulina (hormona que regula los niveles de azúcar en sangre). Si el nivel de insulina se dispara de forma continua, pueden desencadenar desequilibrios metabólicos y generar diabetes y aumento de peso.

• Las mejores frutas para utilizar en los jugos vegetales son las de bajo índice glucémico, como la manzana y la pera verdes, el limón, la lima y el pomelo.

Por descontado, jamás añadiremos azúcar a nuestros zumos y evitaremos todo tipo de endulzantes hasta donde sea posible.

## Jugo «Buenos días»

*1 manzana*
*½ pepino*
*2 ramas de apio*
*5 ramitas de perejil o de cilantro*
*1 puñado de espinacas*
*1 trocito de raíz de jengibre (del tamaño de la uña del dedo gordo)*

**1** Lava todos los vegetales. Escurrir y secarlos con un paño o con papel de cocina. Si son ecológicos no es necesario que los peles; si no, pelar la manzana y el pepino.

**2** Trocear los ingredientes e introducirlos uno por uno en el extractor hasta que tengas el jugo. Consume enseguida.

**Nuestro consejo.** Este jugo es la combinación verde ideal para sustituir el café y empezar bien la mañana. Si bebes un litro o más de este licuado al día, evitarás picar entre horas. Es depurativo y diurético y al mismo tiempo nos pone en marcha.

## Zumo «Energías»

*1 manzana y 2 zanahorias*
*½ pepino*
*2 tallos de apio*
*1 rodajita pequeña de jengibre (tamaño uña de tu pulgar)*
*opcional: ½ piña*

**1** Lava todos los ingredientes menos la piña (si la usas). Escurrirlos y secarlos con un paño o con papel de cocina. Si son ecológicos no es necesario que los peles; si no, pela la manzana, las zanahorias, la piña y el pepino.

**2** Trocéalos según el tamaño de la boca de tu extractor de jugos. Introduce los vegetales uno por uno hasta obtener el jugo. Consumir a continuación.

**Nuestro consejo.** Una receta ideal para principiantes. Este licuado es muy suave y fácil de beber, con un sabor más bien dulce. Es una buena manera de iniciarse en el hábito de los jugos detox sin renunciar al sabor. La zanahoria aporta una dosis extra de betacarotenos antioxidantes. En el caso de personas diabéticas o con candidiasis es más recomendable elegir un jugo verde con menos contenido de fruta.

## Zumo detox

*1 cabeza de brócoli*
*5 ramitas de perejil*
*2 ramas de apio*
*½ pepino*
*1 puñado de espinacas*

**1** Lavar todos los vegetales. Escurrirlos y secarlos con un paño o con papel de cocina. Pelar el pepino si no es ecológico.

**2** Haz en trozos según el tamaño de la boca de tu extractor de jugos.

**3** Introduce los ingredientes uno por uno dentro del extractor hasta que tengas el jugo. Consúmelo a continuación.

**Nuestro consejo.** Más energía y regeneración de la sangre. La clorofila, además de tener una estructura celular muy parecida a nuestra hemoglobina, posee incontables beneficios para la salud: activa el metabolismo celular, desintoxica el organismo, mejora las defensas, potencia los procesos naturales de curación, estimula la formación de glóbulos rojos, previene el cáncer, frena las infecciones y depura la sangre.

Para una dosis extra de clorofila, añade a este jugo una cucharadita de postre de espirulina como topping.

## Smoothie jugo verde

*2 tomates*
*2 zanahorias*
*1 rama de apio*
*4 ramitas de perejil*
*½ limón*
*1 puñado de espinacas*
*¼ de cebolla*
*½ diente de ajo (opcional)*

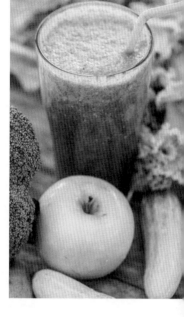

1 Lava todos los vegetales menos el limón, la cebolla y el apio. Escurrirlos y secarlos con un paño o con papel de cocina. Si son ecológicos no es necesario que los peles; si no, pelar la cebolla y el diente de ajo.

2 Trocéalos al tamaño del extractor de jugos. Introduce los ingredientes y extrae hasta que tengas el jugo. Beberlo a continuación.

**Nuestro consejo.** Es rico en licopeno y antioxidantes, y el sabor recuerda un poco al del gazpacho. Tiene un alto poder antiinflamatorio, alcalinizante y detox. Pruébalo con un poco de cúrcuma y pimienta negra por encima para potenciar sus efectos.

## Jugo piña verde

*2 rodajas de piña, ½ pepino y 2 ramas de apio*
*2 puñados de espinacas*

**1** Lava todos los ingredientes menos la piña. Escurrirlos y secarlos con un paño o con papel de cocina. Si el pepino es ecológico no es necesario pelarlo. Corta y pela dos rodajas de piña.

**2** Trocéalos según el tamaño de la boca de tu extractor de jugos e introduce los ingredientes uno a uno, hasta obtener el jugo. Consúmelo a continuación.

**Nuestro consejo.** Este cóctel súper diurético combate la retención de líquidos. El ingrediente estrella: la piña, contiene bromelaína, de propiedades antiinflamatorias y diuréticas que mejora los procesos edematosos relacionados con la celulitis.

Si tomamos a diario este zumo de sabor exótico en ayunas, junto con algo de ejercicio y una alimentación sana, rica en vegetales y libre de azúcares y grasas saturadas, mantendremos a raya la celulitis.

## Zumo «Armonía»

*6 zanahorias, 1 pepino y 10 rabanitos*
*½ limón*

**1** Lavar todos los vegetales menos el limón. escurrirlos y secarlos con un paño o con papel de cocina. Pelar el limón. Si el pepino es ecológico no es necesario pelarlo.

**2** Trocea los ingredientes e introdúcelos en el extractor. Servir y beber.

**Nuestro consejo.** Este jugo, gracias a la gran cantidad de rabanitos que lo forman, tiene la virtud de equilibrar y reducir el exceso de hormonas de la tiroides. Los pepinos contienen vitaminas del grupo B.

## Destellos de zanahoria

*4 zanahorias y 2 hojas grandes de col crespa (kale)*
*1 col china (bok choy) y 1 manzana tipo golden*
*jengibre al gusto*

1 Pelar el trozo de jengibre. Lavar bien y licuar todos los ingredientes.

**Nuestro consejo.** Es un zumo extraordinariamente rico en vitaminas, color y sabor. La manzana suele emplearse para equilibrar el dulzor granuloso de las zanahorias, sin merma alguna del insuperable aporte de betacaroteno de estas últimas. Además, al consumir cruda la col china bok choy se aprovechan más sus saludables componentes.

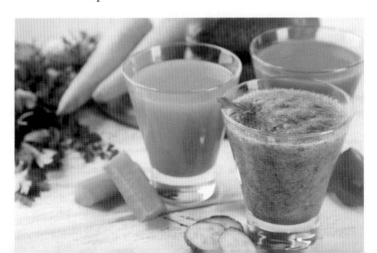

## Jugo «Princesa roja»

*2 hojas de col kale (col crespa)*
*1 remolacha mediana y 1 manzana tipo gala*
*¼ de col lombarda*
*1 racimo de uvas rojas (opcional, si es la estación)*

1 Lavar bien y licuar todos los ingredientes.

**Nuestro consejo.** Ésta es una bebida superdulce, fresca… e inteligente. El zumo fresco de uva favorece la salud del cerebro y la memoria. La col lombarda es rica en yodo, que también resulta beneficioso para el buen funcionamiento del cerebro y del sistema nervioso.

## Anti resfriados

*3-4 hojas de col kale (col crespa morada)*
*1 limón pelado, jengibre al gusto y 1 diente de ajo*
*40-50 gotas de equinácea*
*2-3 zanahorias y 1 pimiento rojo*

1 Limpiar bien los ingredientes, licuar y añadir a la mezcla la equinácea.

**Nuestro consejo.** Este zumo, repleto de vitamina C, es el remedio preventivo o la mejor cura posible en la época invernal. Tanto la equinácea como el elevado aporte de betacaroteno procedente de las zanahorias y el pimiento fortalecen el sistema inmunitario. Cuando «pica la garganta», un zumo para combatir las enfermedades y los resfriados es siempre una alternativa más rica y saludable.

# Los smoothies detox

### Los batidos para tomar junto a las dietas depurativas

Fruta batida a punto de beber: los smoothies se diferencian de los zumos en que no pasan por la licuadora, sino que en su mayor parte se obtienen en una batidora (sea de vaso tipo túrmix, o bien de brazo tipo pimer). Con este nombre llegaron no hace mucho a nuestro país, pero en realidad todos los conocemos, generalmente con ingredientes lácteos. Aquí os proponemos los sabores insospechados de unos saludables batidos «verdes» detox. Esperamos que los disfrutéis.

## Smoothie verde detox

*1 manojo de berros, 1 manzana verde y ½ pepino*
*el jugo de un limón*
*unas hojas de menta*

**1** Introducir agua en la batidora (o bien un poquito de hielo picado) al gusto y seguidamente agregar el resto de los ingredientes.
**2** Procesar la mezcla hasta que el batido adquiera una textura suave.

**Variante.** Sustituir el limón por 1 lima pelada, O bien añadir 1 kiwi y (opcional) 1 plátano (opcional).

## Fresas y kiwi

*3 fresas y 1 y ½ kiwi*
*1 mango (opcional)*
*3 hojas grandes de albahaca*
*2 hojas grandes de berza (sin los tallos)*

**67**

**1** Introducir agua al gusto en la batidora de vaso y seguidamente añadir las hojas de berza y la albahaca. Batir la mezcla hasta que quede homogénea.

**2** Añadir la fruta y continuar procesando de forma intermitente hasta que la bebida alcance la consistencia deseada.

**Nuestro consejo.** Un placer dulce y una manera sencilla de incorporar hojas como las de berza, en la alimentación habitual. Esta verdura posee un sabor fuerte, especialmente cuando se toma cocinada, pero si la consumes en un batido junto con frutas naturales que aportan sabores dulces y tropicales, descubrirás que sus hojas proporcionan un estupendo toque picante al típico smoothie de frutas.

El mango ofrece toda una serie de beneficios a este batido, con enzimas que contribuyen a una digestión saludable, glutamina que favorece la memoria y antioxidantes que promueven la salud cardíaca.

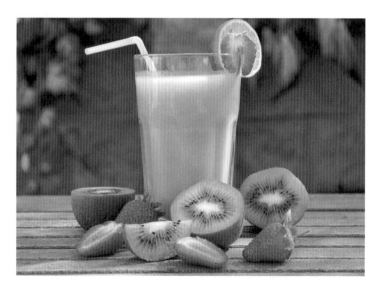

## Jardín de fresas

*6 fresas*
*1 taza de granos de granada*
*unas rodajas de piña, a trocitos pequeños*
*1 manzana roja y 1 melocotón*
*1 rama de apio y 2 manojos de espinacas frescas (opcional)*
*1 puñado de uvas y ½ o 1 plátano (opcional)*

1. Introducir agua al gusto en la batidora y a continuación incorporar los demás ingredientes.
2. Procesarlos hasta obtener una mezcla suave. Podemos servirlo con unos granos de granada.

**Nuestro consejo.** Un marcado y atrevido sabor a fresa con un toque de granada ácido y ligeramente picante. Este batido, rico en antioxidantes, es capaz de disminuir el riesgo de afecciones cardíacas y ejercer una acción protectora frente a la influencia nociva de los radicales libres.

Moler los granos de la granada puede resultar complicado para algunas batidoras. Si no hay otro remedio, puedes remplazarlos por zumo de granada recién exprimido o por una taza de zumo envasado.

## Menta detox

*4-5 hojas de menta*
*½ pepino inglés y 2 hojas grandes de berza*
*½ taza de bayas açai (en tiendas especializadas),*
*o bien podéis sustituirlas por bayas de goji*
*1 kiwi pelado*
*1 limón (zumo)*

**1** Introducir los tres primeros ingredientes de la receta en la batidora y batirlos hasta que la bebida adquiera una textura suave.

**2** Incorporar la fruta y seguir procesando de forma intermitente hasta que la mezcla alcance la consistencia deseada.

**Nuestro consejo.** Un batido de buen sabor, perfecto para los seguidores de las dietas detox que quieran mejorar su piel. Tiene también propiedades antienvejecimiento y estimula las funciones cognitivas cerebrales. Prácticamente todas las verduras de hoja verde nos ofrecen estos beneficios. El sabor ligeramente ácido de este batido es insuperable, además de ser un verdadero «elixir» por sus extraordinarias cualidades… ¡sabe muy bien!

# Remolacha delicia

*1 remolacha mediana (pelada y troceada)*
*2 tazas de rúcula*
*1 manzana roja*
*4-5 hojas de albahaca*
*1 plátano*

**1** Introducir todos los ingredientes en la batidora y procesarlos hasta lograr una textura suave, agregando un poco de agua según se necesite.

**Nuestro consejo.** El troncho de la remolacha es tanto o más dulce que la remolacha misma. Con su dulce sabor natural característico, la remolacha es esencial para una buena salud cardíaca. La rúcula aporta vitamina K y tiene propiedades antivirales y antibacterianas. Destaca por su gusto amargo, pero por suerte, combinada con la manzana y el plátano da un resultado intenso y espectacular.

## Melón verde detox

*1 manojo de bróculi (preferiblemente bróculi chino)*
*¼ de melón dulce*
*½ pepino*
*¼ de melón cantalupo*
*4-5 hojas de menta y 1 lima (zumo)*

1 Introducir en la batidora los dos primeros ingredientes de la receta y batir la mezcla hasta obtener una textura uniforme, agregando agua y zumo de lima según se necesite.

2 Incorporar el resto y seguir procesando de forma intermitente hasta que la bebida adquiera la consistencia deseada.

**Nuestro consejo.** Esta refrescante bebida tiene la virtud de despejar la mente y de aliviar el estómago revuelto. Los antioxidantes del bróculi se ocupan de contrarrestar muchos efectos cancerígenos, como los de una prolongada exposición solar del verano.

## Bebida de manzana y almendra con cúrcuma

*1 cucharada de almendras peladas*
*1 trozo de cúrcuma de 1 cm*
*2 manzanas, lavadas y peladas*
*2 cucharadas de miel*
*2 cucharaditas de canela*
*2 cucharadas de crema de almendras*
*400 ml de leche de almendras sin azúcar*

1 Picar bien o moler las almendras y tostar el polvo en una cazuela hasta que suelte aroma. Pásalo a un plato y resérvalo. **71**

**2** Pelar la cúrcuma y picarla muy fina. Trabajando sobre un bol para recoger el zumo que caiga, pelar las naranjas llevándose bien toda la parte blanca de la piel, y sacar los gajos de sus membranas.

**3** Poner en el vaso de la batidora la cúrcuma, la manzana, el zumo recogido, la miel, la canela y la crema de almendras y triturarlo bien. Si quieres, añade un poco de agua para obtener un puré más fino.

**4** Calentar la leche de almendras y bátela hasta que se forme espuma. Verterla en dos vasos refractarios. Reparte luego con cuidado la crema de cúrcuma. Sírvelo con la almendra molida tostada espolvoreada por encima.

**Nuestro consejo.** Las almendras tienen muchísimos nutrientes y son muy beneficiosas para el colesterol y el sistema inmunitario. La cúrcuma estimula la función de la vesícula biliar y ayuda a eliminar toxinas.

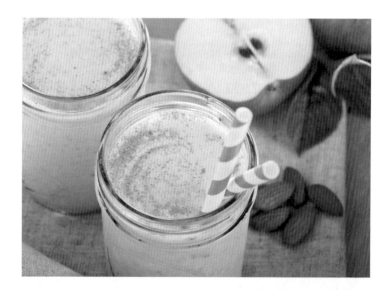

# Batido de hierbas silvestres

*1 puñado de hojas tiernas de diente de león*
*1 puñado de hojas de ortiga*
*½ puñado de hojas de malva*
*1 cucharada de perejil*
*2 melocotones*
*2 naranjas*
*1 plátano*

**1** Lavar las hojas de diente de león y trocearlas. Con guantes de cocina, arrancar las hojas de ortiga y ponerlas en el vaso de una batidora potente o del robot de cocina. Añadir el diente de león. Lavar las hojas de malva y de perejil, y añadirlas.

**2** Lavar los melocotones, deshuesarlos y cortarlos a trozos. Pelar las naranjas, quitando la parte blanca de la piel. Trocearlas y desechar las pepitas si las tuvieran. Pela el plátano y córtalo en trozos grandes.

**3** Pon la fruta en el robot de cocina (o en la batidora de brazo) y vierta 500 ml de agua. Triturar todo hasta que se forme espuma.

**Nuestro consejo.** El diente de león contiene sustancias amargas y aceites de mostaza, muy benignos: ayudan al cuerpo a eliminar los residuos tóxicos producto del metabolismo. Las hojas de ortiga poseen un efecto antiinflamatorio y estimulan la eliminación de toxinas.

**Opcional.** En este batido pueden sustituirse las hojas de ortiga, o las de diente de león, por hojas de col kale, así como las naranjas por otros cítricos, limas o limones, y los melocotones por ciruelas o por nectarinas.

# Batido de acelgas

*4 hojas de acelga*
*1-2 hojas de lechuga romana*
*1 manzana*
*200 g de uvas verdes*
*2 cítricos (limas, o bien naranjas o limones)*

**1** Lava las acelgas y desecha las nervaduras gruesas. Trocéalas. Pela la manzana y córtala también en trozos. Lava las uvas y arráncalas del racimo. Pela los cítricos, llevándote bien toda la parte blanca de la piel y saca los gajos de sus membranas.

**2** Pon todos los ingredientes en el vaso de la batidora, vierte 500 ml de agua y tritúralo hasta que se forme espuma.

**Nuestro consejo.** Como todas las verduras de hoja verde, las acelgas son ricas en clorofila, que ayuda al hígado a eliminar metales pesados, pesticidas y toxinas.

# Batido de lechuga y fruta

*½ lechuga*
*4 albaricoques*
*2 manzanas*
*1 plátano*
*1 ramita de romero*

**1** Lava la lechuga y trocéala. Lava los albaricoques, deshuésalos y córtalos en trocitos. Lava las manzanas, pero no las peles, cuartéalas, descorazónalas y trocéalas. Pela el plátano y córtalo igualmente en trozos. Lava el romero, sacúdelo para secarlo, arranca las hojas y pícalas.

**2** Pon todos los ingredientes en el vaso de la batidora y añade 500 ml de agua fría. Tritúralo hasta que se forme espuma.

**Nuestro consejo.** Las hojas más verdes de la lechuga son ricas en clorofila, que ayuda al hígado a eliminar toxinas.

## Batido de piña y coco con copos de avena

*4 cucharadas de copos de avena*
*300 ml de leche de soja sin azúcar*
*100 ml de leche de coco sin azúcar*
*½ piña y 2 plátanos*

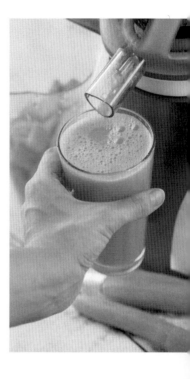

**1** Remoja los copos de avena en las leches de soja y de coco mezcladas. Mientras tanto, pela la piña, pártela por la mitad y desecha el troncho central. Córtala en dados grandes. Pela los plátanos y trocéalos también.

**2** Vierte la leche con copos de avena en el vaso de la batidora o en el robot de cocina y añade los trozos de piña y de plátano. Tritúralo y resérvalo bien frío hasta el momento de servirlo.

**Nuestro consejo.** Los copos de avena y los plátanos son ricos en vitamina B6, que fortalece el sistema inmunitario. La piña alivia la hiperacidez y ayuda a adelgazar. Las comidas líquidas dan menos trabajo al aparato digestivo, de forma que el organismo puede aprovechar esa energía para expulsar toxinas.

## Otras bebidas detox

## Té con bayas de goji y miel

*1 limón y 3 cucharaditas de bayas de goji secas*
*2 cucharaditas de sencha (té verde japonés)*
*3 cucharaditas de miel*

1 Exprime el limón. Pon a hervir 600 ml de agua y deja que se enfríe hasta los 85 ºC. Pon las bayas de goji en una tetera previamente calentada. Pon el té en un colador para infusiones y cuélgualo de la tetera. Vierte el agua caliente y deja reposar el té 2 minutos. Saca el colador. Añade al té el zumo de limón y la miel. Remueve bien y sírvelo.

**Nuestro consejo.** El té verde ayuda a eliminar toxinas y refuerza el sistema inmunitario. Contiene numerosos antioxidantes y contribuye a mejorar el equilibrio ácido-base.

## Agua de pomelo con romero

*Para 1 litro:*
*½ pomelo y 2 ramitas de romero*

1 Exprime el pomelo. Lava el romero, pónlo en una jarra y májalo ligeramente con la mano de mortero. Añade el zumo de pomelo y vierte 1 litro de agua.

2 Deja reposar la bebida unos 15 minutos antes de servirla con cubitos de hielo al gusto.

**Nuestro consejo.** El pomelo estimula el metabolismo de las grasas del hígado, y con ello la expulsión de toxinas.

## Infusión de cúrcuma y jengibre con guindilla

*1 trozo de cúrcuma de 1 cm*
*1 trozo de jengibre de 1 cm*
*1 limón*
*1 punta de cuchillo de guindilla*
*2 cucharaditas de miel*

**1** Pela la cúrcuma y el jengibre, y córtalos en rodajas finas. Exprime el limón.

**2** Pon la cúrcuma y el jengibre en una jarrita, y vierte 700 ml de agua hirviendo. Déjalo reposar 5 minutos y añade el zumo de limón, la guindilla y la miel. Remuévelo y déjalo reposar de 5 a 10 minutos más. Sírvelo caliente.

**Nuestro consejo.** El jengibre tiene un efecto antiinflamatorio y estimula la circulación. El limón es beneficioso para la digestión.

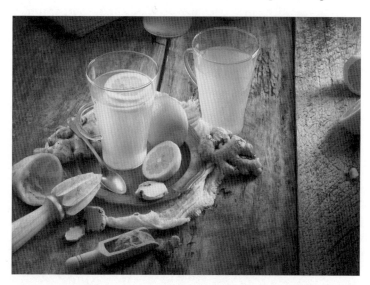

# La clorofila de la hierba del trigo

El consumo de clorofila suele alterar el color de la orina y las heces y puede ser tan desintoxicante que llega a producir arcadas en algunas personas con sólo olerla y denota un grado de intoxicación proporcional al rechazo que provoca. Por eso conviene empezar a tomarla diluida en agua o zumos de fruta o mixtos (zanahoria y manzana) y aumentar la concentración gradualmente.

## Clorofila en casa

Para obtener clorofila se pueden emplear brotes de alfalfa germinada y, sobre todo, de la hierba del trigo (y de cebada), cultivada sobre una pequeña capa de tierra. La hierba del trigo puede comerse entera, acompañando las ensaladas y otros platos, como hacemos con los germinados.

Podemos obtener clorofila fresca fácilmente en casa a través de las semillas germinadas, y así disfrutar de este tesoro para la salud.

¿Por qué cultivar y comer semillas germinadas? Porque junto al Rejuvelac, una bebida que veremos enseguida, son alimentos vivos muy ricos en enzimas vivos. Entre otras muchas funciones, los enzimas nos ayudan decisivamente a digerir los alimentos que comemos y a eliminar toxinas, alimentando el organismo en general, desde el hígado a los músculos.

Veamos pues, de manera resumida, cómo obtener hierba del trigo y Rejuvelac, tan ricos en clorofila y demás valiosos nutrientes.

## La clorofila de la hierba de trigo

Se ponen en remojo semillas de trigo (o de cebada) durante doce horas y se esparcen sobre una capa de tierra húmeda de 1-2 cm, que podemos guardar en una caja baja de madera o cartón (unos 5-6 cm. de altura) o en semillero.

Las semillas se esparcen por toda la superficie sin amontonarse y las cubriremos con un paño fino o papel absorbente (puede ser papel de periódico, pero elegid las páginas con menos tinta).

Sobre la caja se coloca un cristal para mantener la humedad, dejando una buena abertura para el aire. Hay que mantener el paño o papel humedecido hasta que la fuerza de la hierba lo levante. Es el momento de quitarlo y exponer la germinación a la luz indirecta del sol.

Cuando la hierba llega a tocar el cristal lo quitaremos y la germinación se expondrá directamente al sol, procurando que la tierra mantenga la humedad y no se seque. Cuando la hierba alcanza entre 10 y 20 cm de alto ya puede cortarse. Si queremos cortarla de nuevo mientras crece tened en cuenta que cada vez que lo hagamos será más amarga.

**Obtener la clorofila mediante el jugo.** Extraer clorofila de la hierba del trigo no es fácil con las licuadoras clásicas; se necesita un equipo ex profeso, que por fin comenzamos a ver en las tiendas de electrodomésticos, aunque su precio es un poco elevado.

¿Y si la bebemos en forma de zumos embotellados? No nos conviene porque estamos ante unos alimentos que deben ser bebidos frescos y recién elaborados. No es posible conservar sus propiedades; lo máximo que se hace, por ahora, es eliminar el agua y obtener unas cápsulas, a modo de suplemento dietético.

La hierba del trigo también puede añadirse a las ensaladas y otros platos, por ejemplo como suplemento en cremas y salsas frías.

## Rejuvelac

Preparar el Rejuvelac no es demasiado complejo si seguimos los pasos necesarios para hacer esta bebida fermentada a base de trigo germinado. La fermentación es lo que hace definitivamente diferente al jugo de trigo germinado y al Rejuvelac, que es una bebida muy rica en enzimas vivos. (proteasa, amilasa, catalasa, lipasa). El nombre es de procedencia francesa y hace referencia a la propiedad rejuvenecedora de la bebida, que, como decimos, es el resultado de la fermentación del agua del remojo de las germinaciones. Con Rejuvelac se prepara un delicioso queso de anacardos.

El Rejuvelac es rico en proteínas, carbohidratos, dextrinas, fosfatos, sacarinas, lactobacilos, vitaminas C, E, y del grupo B. Contiene todos los nutrientes del trigo, uno de los alimentos más nutritivos, pero es más fácil de digerir. Contiene también bacterias benignas que son necesarias para tener un colón saludable.

**Rejuvelac con otros cereales.** Las personas que sean alérgicas al trigo, o que prefieran otro cereal, pueden obtener Rejuvelac a partir de granos de cebada, quinoa, amaranto, mijo, centeno... Tened en cuenta que el sabor puede variar bastante.

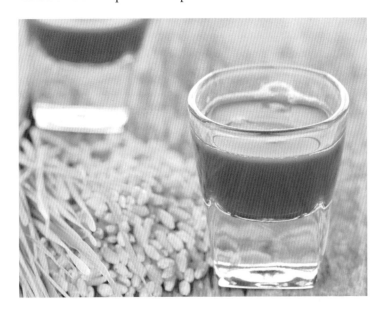

## CÓMO PREPARAR EL REJUVELAC

• En un frasco de boca ancha se ponen alrededor de 1/4 de semillas de trigo blando.

• Cubrid la boca del frasco con una malla, que aseguraremos con una cinta elástica, añadiendo suficiente agua (no clorada).

• Se deja en remojo de 6 a 10 horas.

• A continuación escurridlas, enjuagadlas y volved a escurrir, una o dos veces al día, según la temperatura, hasta que el trigo empiece a germinar (suele tardar unos dos días).

• Colocad el frasco en ángulo (unos 45° grados) para que puedan escurrirse bien. Aseguraos que las semillas no cubren toda la boca del frasco, ya que necesitan ventilación.

• Alrededor de los dos días de germinación se llena el frasco con agua (no clorada), tres veces la cantidad de semillas germinadas.

• Dejar en remojo 48 horas a temperatura ambiente.

• Después de 48 horas, este líquido ya es vuestro primer Rejuvelac.

• Se vierte el líquido en otro recipiente y lo guardaremos en el frigorífico.

• Llenad de nuevo el frasco con más agua y dejadlo fermentar de nuevo por 24 horas.

* Se vierte este segundo Rejuvelac en otro frasco, que guardaremos igualmente en el frigorífico.

• Se llena por tercera vez y lo dejamos 24 horas más.

• Se vierte este tercer Rejuvelac en un frasco, que guardaremos en el frigorífico un máximo de 3-4 días.

• Una vez realizadas las tres tandas las semillas ya se pueden tirar (o bien dejarlas para el consumo de los pájaros).

## Semillas para obtener brotes germinados

Si además de la soja, la alfalfa y algunos cereales os apetece conocer otras semillas para germinar, vamos a resumir aquí algunas otras cuyo sabor os sorprenderá.

Recordad que las semillas ideales para germinar deberían de ser de procedencia ecológica y no transgénica. Existe una gran gama de semillas que se pueden utilizar para hacer germinados. Sin embargo, lo más importante es que las semillas provengan de plantas de cultivo biológico, es decir, sin tóxicos ni química de síntesis, ya que así conservan todo su poder germinativo. Son las semillas de amapola, arroz, azuki, cebolla, escarola, fenogreco o alholva, girasol, lentejas, quinoa, rábanos, soja verde, trébol, trigo o mostraza.

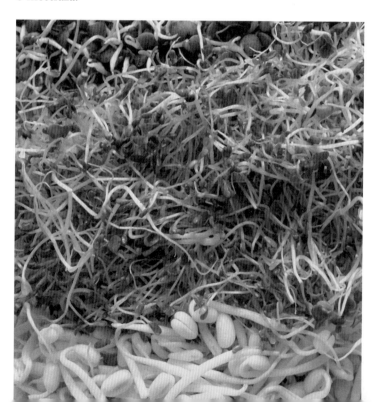

## Algunas tisanas detox

Aquí tienes algunas tisanas depurativas, diuréticas, laxantes y digestivas.

### *Tisanas depurativas*

### Infusión de zarzaparrilla

*1 y ½ cucharadita de raíz de zarzaparrilla*
*½ cucharadita de cola de caballo*
*½ cucharadita de raíz de regaliz*
*1 taza de agua*

Prepara una mezcla con estas plantas, y vierte una cucharadita en el agua recién hervida. Tapa la infusión y déjala en reposo durante unos seis a ocho minutos. Fíltrala cuidadosamente y edulcórala con un poco de azúcar moreno o miel. Puedes tomar una taza por la mañana y otra después de comer.

### Infusión de diente de león

*10 g de raíz de diente de león*
*10 g de hojas de borraja*
*½ litro de agua*

Vierte el medio litro de agua recién hervida sobre las cantidades referidas de plantas. Tápalo y déjalo reposar durante cinco minutos. Fíltralo y edulcóralo al gusto. Puedes tomar una taza cada mañana.

## Infusión de reina de los prados

*1 cucharadita de reina de los prados*
*1 par de hojas de lechuga*
*1 taza de agua*

Añade al agua hirviendo las plantas indicadas, tapa el recipiente y deja reposar la infusión hasta que el agua esté tibia. Cuélala, edulcórala al gusto, a ser posible con miel de tilo, que ayuda a conciliar el sueño, y toma una taza por la noche antes de acostarte.

## Infusión de berro

*20 g. de berro, 5 g. de perifollo y 5 g. de hojas de borraja*
*1 litro de agua*

Cuando hierva el agua, apaga el fuego y sumerge en ella las plantas indicadas. Tapa el recipiente y deja reposar la infusión hasta que el agua esté a temperatura ambiente. Filtra y edulcora. Puedes tomar dos o tres tacitas al día durante una semana.

## Infusión de milenrama

*1 cucharadita de milenrama*
*1 pizca de romero y 1 pizca de orégano*
*1 taza de agua*

Calienta el agua en un puchero, preferiblemente esmaltado, y al primer hervor echa las plantas y apaga el fuego. Tapa la infusión y déjala en reposo durante tres minutos. Filtra cuidadosamente y edulcora con miel. Puedes tomar dos o tres tazas al día.

## Infusión de diente de león

*20 g de hojas de diente de león*
*10 g de raíz de diente de león*
*10 g de ortiga y 10 gramos de hojas de abedul*
*Una taza de agua*

1 Triturar la raíz de diente de león y desmenuzar el resto de hierbas. Hervir el agua y echar una cucharadita de la mezcla. Cubrir y dejar la tisana en infusión durante unos diez minutos. Filtrar, endulzar con miel y tomar una taza por la mañana en ayunas.

## Infusión de avellano

*20 g de hojas de avellano y 10 g de ramas de enebro*
*½ litro de agua*

1 Hervir en un recipiente esmaltado la cantidad de agua indicada y apagar el fuego. Echar a continuación las hojas de avellano y las ramas de enebro. Tapar y dejar todos unos minutos en infusión. Filtrar cuidadosamente y endulzar. Tomar una o dos tazas al día.

## Infusión de ortiga

*1 cucharada de hojas de ortiga, 1 pizca de reina de los prados,*
*1 pizca de melisa y 1 pizca de milenrama*
*1 taza de agua*

1 Añadir al agua hirviendo las hierbas indicadas, cubrir y dejar la tisana en infusión durante siete u ocho minutos. Filtrarla a través de un paño, endulzar con miel, preferiblemente de tilo para conciliar el sueño, y tomar una taza por la noche antes de acostarse. **85**

## Infusión de salvia

*1 cucharada de salvia, 1 pizca de romero y 1 pizca de tomillo*
*1 taza de agua*

Calentar el agua. Cuando rompa a hervir, añadir la salvia, el romero y el tomillo. Transcurridos un par de minutos, apagar el fuego, tapar y dejar reposar la tisana durante cinco minutos. Filtrarla a través de un paño, endulzar con miel y tomar una taza antes de comer.

## Infusión de tomillo

*1 cucharada de tomillo y 1 pizca de hierbabuena*
*1 taza de agua*

Hervir el agua y echar los ingredientes citados. Transcurridos cinco minutos, retirar del fuego, tapar y dejar reposar la tisana otros diez minutos. Filtrar cuidadosamente a través de un paño o una gasa y endulzarla con miel. Tomar una taza por las mañanas.

## Decocción de milenrama

*1 cucharada de milenrama, 1 pizca de tomillo y 1 pizca de fumaria*
*1 taza de agua*

En un recipiente esmaltado, calentar el agua. Cuando rompa a hervir, añadir las hierbas indicadas y prolongar la cocción durante un cuarto de hora. Cubrir la tisana y dejarla cinco minutos en reposo. Filtrar, endulzar con miel y tomar una o dos tazas al día fuera de las comidas principales.

## Decocción de remolacha

*30 g de hojas de remolacha*
*10 g de hojas de lechuga*
*10 g de hojas de alcachofa*
*1 litro de agua*

**1** Hervir el agua y añadir las hierbas indicadas prolongando la cocción durante diez minutos. Tapar y dejar cinco minutos en reposo. Colar a través de un paño, endulzar con un poco de miel y tomar una taza por la mañana, a poder ser en ayunas.

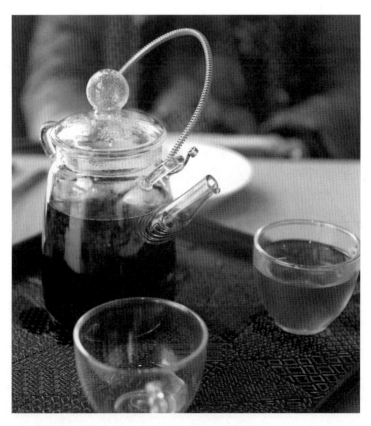

## *Tisanas diuréticas*

## Infusión de diente de león

*1 y ½ cucharadita de hojas y raíces de diente de león*
*1 cucharadita de cola de caballo y 1 cucharadita de bayas de enebro*
*1 taza de agua*

Mezcla bien todos los ingredientes y vierte el agua hirviendo sobre una cucharadita de esta mezcla. Déjala reposar durante cinco minutos con el recipiente bien tapado, cuélala y edulcórala al gusto.

## Infusión de abedul

*2 cucharadas de hojas de abedul, 1 cucharadita de cola de caballo,*
*1 cucharadita de hojas de toronjil*
*1 taza de agua*

Pon a calentar el agua, y cuando esté hirviendo echa los ingredientes, apaga el fuego y tapa el recipiente. Déjalo reposar tres minutos; a continuación cuélalo y edulcóralo al gusto. Puedes tomar una taza por la mañana, al levantarte y otra después de comer.

## Jarabe de las cinco raíces

*20 g de raíz de esparraguera, 20 g de raíz de apio,*
*20 g de raíz de rusco, 20 g de raíz de hinojo, 20 g de raíz de perejil*
*1 litro de agua*

Pon a hervir un litro de agua con todos los ingredientes, y deja que hierva hasta que el agua se ha reducido a la mitad. Luego cuela esta decocción con un lienzo bien tupido, y añádele

850 g. de azúcar, agitando suavemente hasta que esté todo el azúcar bien disuelto. Este jarabe se da como aperitivo y diurético en dosis de tres cucharaditas al día.

## Decocción de cola de caballo

*10 g. de cola de caballo*
*100 ml de agua*

1 Cuando la cantidad de agua señalada haya alcanzado la ebullición, añádele la cola de caballo. Déjala hervir durante un minuto, apaga el fuego, tapa el recipiente y déjalo en reposo durante cinco minutos. Filtra esta tisana con una gasa, oprimiendo ligeramente, edulcórala al gusto y toma una taza cada mañana, en ayunas.

## *Tisanas laxantes*

## Maceración de semillas de lino

*1 cucharadita de semillas de lino*
*1 taza de agua*

1 Pon las semillas de lino molidas en el agua y déjalas en maceración durante unas ocho horas. Puedes tomar una cucharadita de esas semillas media hora antes del desayuno y otra antes de acostarte.

**Nuestro consejo.** El aceite de lino es además interesante para todas aquellas personas con exceso de colesterol o que padecen trastornos circulatorios; es rico en ácidos grasos insaturados y ácidos grasos esenciales que protegen contra la fragilidad capilar.

## *Tisanas digestivas*

## Infusión de clavo

*2 clavos de olor, 1 corteza de limón,*
*1 cáscara de naranja bio (sin ceras ni químicos)*
*1 taza de agua*

Poner las hierbas indicadas en un recipiente con agua hirviendo. Cubrir y dejar reposar la tisana durante diez minutos. Tomar una taza después de las comidas.

## Infusión de lúpulo

*10 g de lúpulo, 1 pizca de centáurea, 1 par de hojas de menta*
*1 taza de agua*

Mezclar muy bien las hierbas. Hervir el agua y añadir una cucharada de la mezcolanza preparada. Tapar y dejar reposar durante cinco minutos. Filtrar cuidadosamente, endulzar con un poco de miel y tomar una taza diaria, media después de la comida y otra media después de la cena.

## Infusión de mejorana

*1 pizca de mejorana, 1 pizca de poleo, 1 pizca de tomillo*
*1 taza de agua*

Hervir el agua y añadir las hierbas indicadas. Tapar y dejar reposar durante diez minutos. Filtrar a través de un paño, endulzar con un poco de miel y tomar una taza después de las comidas principales.

# 4. Las dietas y curas detox

# DETOX
# EN LA PRÁCTICA
## *Dietas y monodietas detox*
## *para la salud*

### Tu plan detox, vacaciones digestivas

A muchas personas les apetece dar un descanso no sólo a su actividad laboral, sino también a su estómago. Suele suceder con la llegada del buen tiempo, pero las dietas ligeras interesan también a muchas personas que quieren reducir un exceso de peso o que, sencillamente, quieren sentirse mejor.

Presentamos dietas y sugerencias tanto para quien desee practicar unos días de dieta ligera como para quienes quieran complementar un ayuno. En los dos capítulos siguientes («Organización de las dietas detox» y «Recetas») encontraréis el modo práctico de integrar esta forma de alimentación en nuestro estilo de vida, más estimulante, longevo y saludable.

### Descanso corporal

El ayuno, algo tan sencillo como no comer durante un corto espacio de tiempo, ha formado parte desde siempre de la vida de las personas. Todos podemos sentir de forma natural esta necesidad de vez en cuando; para muchos, los períodos de ayuno forman parte de tradiciones religiosas o populares y otros suelen ayunar durante las vacaciones. Si el ayuno no es demasiado prolongado, es decir, en períodos de uno a tres días (de una semana como máximo), el ayuno o el semiayuno (como el de la cura del sirope de savia) ofrece una infinidad de ventajas para la salud. Y mientras se lleva a cabo no tiene más complicaciones que las derivadas del efecto detox en el organismo. Por ejemplo, puede expresarse con un poco de dolor de espalda, mal aliento y lengua sucia… cosas así.

Aquí tenemos varios ejemplos de dietas para un día de desintoxicación, aptas tanto para después de un ayuno como para quienes quieran dar un pequeño «día libre» a su estómago.

# Días de desintoxicación

Una semana de ayuno (ver pág. 107) ofrece muchas ventajas a nuestro organismo, pero en caso de que por motivos profesionales no podamos llevarla a cabo, podemos introducir un día de desintoxicación. De entre los que proponemos, cada uno puede elegir el que más se ajuste a sus necesidades y que más fácilmente pueda realizar. Es mejor practicar el día de desintoxicación con regularidad, por ejemplo, cada lunes o cada viernes –quizá incluso dos veces a la semana–, o durante varios días.

### Día de arroz

Tomaremos por la mañana una manzana o un pomelo. Al mediodía o la noche anterior, cocemos al vapor 100 g de arroz (mejor si es arroz integral) en ¼ de litro de agua, sin sal. Al mediodía se come la mitad, acompañado de dos tomates grandes, no híbridos, cocidos al vapor y sazonados con hierbas. Por la noche se come la otra mitad, como ensalada de arroz con frutas o con manzana tamizada (sin azúcar).

### Día de fruta

Tomaremos en todo el día un kilo de fruta variada, repartida en tres comidas. ¡Masticar bien!

### Día de ensalada

Por la mañana, come fruta, macedonia o un pequeño muesli a lo Bircher. Al mediodía, un plato de ensalada y patatas cocidas con piel. Por la noche, un plato pequeño de ensalada con algunos frutos secos y pasas.

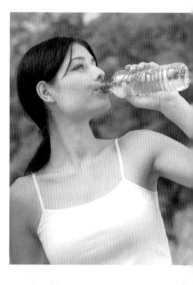

### Días de líquidos

En estos casos sólo se aportan entre 0 y 200 calorías en un día de dieta de bebida, que viene a ser casi lo mismo que un día de ayuno.

- Día de **infusiones**: beberemos de dos a tres tazas de infusiones al gusto, unas cinco veces al día.

- Día de **zumo**: se mezcla un litro de zumo de fruta o verdura con medio litro de agua mineral, se reparte en cinco tomas y se bebe a sorbitos.

- Día de **suero de leche**: repartiremos un litro y medio de suero de leche. Este suero es el líquido que queda cuando se cuaja la nata líquida. Puede hacérselo uno mismo comprando la nata y batiéndola sin desánimo. Existe también este suero envasado en unas botellitas con la marca «Molkosan». Se repartirá en cinco tomas, bebiéndolo a sorbitos.

## Menú para un día de alimentación ligera

### Al despertar

Tomaremos una infusión, que puede ser de romero, manzanilla, hinojo, ginseng o té verde suave.

### Desayuno

Un muesli de grano fresco, hecho de cereales diferentes cada día, además de frutas y frutos secos (nueces y avellanas).

### A media mañana

Descanso alimenticio de cinco horas de duración. Infusiones de tila, malva, hierbabuena, ortiga, tomillo, salvia, hojas de mora o fresa; o bien agua mineral.

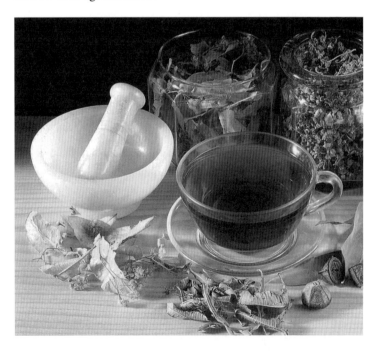

### Almuerzo

Un plato de alimentos frescos, que tendrá ensaladas diferentes cada día, con hortaliza de raíz, tubérculo o tallo, fruta del tiempo y cereales germinados.

### Merienda

Descanso alimenticio de cinco horas. Beba infusiones de escaramujo, piel de manzana, azahar, o infusiones mezcladas.

### Cena

Un plato de alimentos frescos, al igual que en la comida, o macedonia hecha con fruta del tiempo, fruta de baya y frutos secos (nueces y avellanas).

### Al acostarse

¡Descanso alimenticio! Beba infusiones: melisa, azahar, anís, comino, manzanilla, ortiga; o bien agua mineral.

Durante la noche realizamos un beneficioso ayuno nocturno de diez a doce horas de duración. El conjunto de los alimentos que habremos consumido durante este día nos aportan unas 800 calorías.

### ¿Hay hambre?

Si nos quedamos con una sensación molesta de hambre, podemos complementar el plato de alimentos frescos, por ejemplo con patatas hervidas sin pelar o con arroz integral. Sólo en el caso de que el hambre no se pueda eliminar bebiendo, tomaremos también:

• A media mañana, una pieza de fruta (pera, naranja, manzana, plátano), 1 copa de bayas (fresas, grosellas), 1 mano llena de fruta de hueso (ciruelas, cerezas).

• Por la tarde, una manzana y frutos secos: por ejemplo, 10 avellanas, 2-3 nueces, 6 almendras o cacahuetes.

# Plan detox con curas de frutas

A lo largo del año encontramos determinadas frutas con las cuales hacer una «cura», es decir, una monodieta de esa fruta durante algunos días, en los que sólo se come dicha fruta. El poder terapéutico de las curas de frutas clásicas es enorme y todos los investigadores lo avalan. Sean las fresas y fresones en primavera, la uva en otoño, o los cítricos en invierno, el efecto que producen en el organismo es extraordinariamente beneficioso.

## Un estímulo para el cuerpo en cada estación.
## Primavera

Tras el invierno, pronto las flores de los cerezos, nísperos y fresones se transformarán en deliciosos frutos de excelentes virtudes depurativas.

Durante la fría estación, la falta de ejercicio, el escaso contacto con los agentes físicos naturales como el sol, el agua o el aire, y la alimentación con predominancia de alimentos concentrados y grasos suelen favorecer el acúmulo de tóxicos en la sangre y tejidos orgánicos.

**Efectos.** Este leve, pero no despreciable «enrarecimiento» o intoxicación de nuestro cuerpo se manifiesta de formas diversas. No son raros los signos de cansancio y abatimiento general, como tampoco lo son las hemorragias, erupciones y dolores de diversa índole (según la naturaleza de cada persona) que aparecen en esta renovación primaveral.

Al despertar de la Naturaleza se unen también una activa reorganización del organismo y una estimulación de todas sus funciones orgánicas, mecanismos primordiales que provocarán la manifestación de todos estos signos mencionados.

## Curas detox, curas depurativas

Esta modificación en la dieta la favoreceremos con el ejercicio, los baños de sol y de aire, y con hidroterapia muy sencilla: fricciones de agua fría al levantarnos, sobre toda la piel que ha permanecido largo tiempo «a oscuras», abrigada bajo ropas gruesas.

Los alimentos más utilizados en las curas de primavera son las frutas de la estación (principalmente fresas, nísperos y cerezas) y las plantas silvestres, aunque pueden existir unos efectos más o menos intensos, según sea de rigurosa la dieta. Las condiciones imprescindibles que se imponen son la renuncia al alcohol, al tabaco, a la carne, al cacao, al té y al café.

## Alimentos más utilizados

La cura de primavera más eficaz es la que se compone exclusivamente de frutas. Lo ideal es utilizar una única fruta (escogida atendiendo a las necesidades y deficiencias individuales). Se comerá de tres a cuatro veces al día la suficiente fruta como para saciar el apetito. Lo más común es que la cura dure al menos una semana.

Los efectos generales de esta alimentación exclusiva de frutas son la eliminación de ácido úrico y demás tóxicos orgánicos acumulados, estos últimos especialmente en el hígado, y eliminados todos ellos por el riñón con la orina, que adopta un color oscuro. El abundante aporte de sales minerales y vitaminas produce un aumento de las defensas orgánicas frente a la enfermedad.

La evacuación intestinal se ve favorecida por el residuo de las frutas (celulosa no digerible) que arrastrará a los materiales de desecho acumulados en el intestino grueso como consecuencia del estreñimiento crónico que comúnmente se sufre.

Una **alimentación cruda** produce efectos similares al de la dieta de frutas. Consiste en tomar fruta como desayuno y cena y verduras y hortalizas crudas al mediodía. **97**

Una variante más moderada es añadir a la comida algo de pan integral, o patatas con piel. Otra posibilidad más suave es ingerir exclusivamente frutas por la mañana y por la tarde, y al mediodía platos cocinados con verduras y hortalizas. Si también esto os pareciera demasiado severo, pueden precederse el desayuno y la comida de abundante fruta, y que sea precisamente la fruta el componente esncial de la cena (por ejemplo, una macedonia de frutas con un yogur).

## Con plantas medicinales

También se utilizan las plantas medicinales. Las más empleadas son: diente de león, llantén, milenrama, ortiga, achicoria, berro y acedera. Estas plantas silvestres de acción altamente depurativa pueden utilizarse tal cual, en ensaladas, o triturándolas y extrayéndoles su jugo, del que se tomarán varias cucharadas al día antes de las comidas.

La adición de tisanas de plantas medicinales a esta cura también puede ser beneficiosa. No hay herboristería que no tenga una tisana o «té de hierbas» purificador de la sangre. Normalmente se compone de múltiples plantas, a modo de ejemplo aquí os ofrecemos el compuesto por: 10 g de hojas de menta, 10 g de trinitaria, 5 g de ajenjo y 5 g de centaura menor por medio litro de agua. De esta infusión se tomará una tacita por la mañana en ayunas y otra por la noche antes de acostarse. Es un tanto amarga, pero a pesar de su amargor no hay que endulzarla (si fuera excesivo puede reducirse la cantidad de ajenjo).

## Un ejemplo: La cura de fresas

La fresa es la fruta más empleada en las curas de primavera. Los efectos que se desprenden de su variada composición la hacen muy útil en diversas enfermedades como artritis, reumatismo.

diabetes, avitaminosis, estreñimiento. anemia y afecciones hepático-biliares.

Su gran contenido en vitamina C es lo que le confiere un valor especial frente a las avitaminosis que pueden presentarse al finalizar el invierno, debido al menor consumo de frutas y hortalizas frescas. Por suerte, en nuestro país contamos con naranjas y limones, cítricos que nos aportan vitamina C junto a otros valiosos nutrientes.

Se ha recomendado el consumo de la fresa a los anémicos por su estimable cantidad de hierro y yodo. La presencia de calcio en este fruto también es considerable, atribuyéndosele por tanto virtudes remineralizantes.

**Un gran alcalinizante.** Se ha calculado que un kilo de fresas tiene el mismo poder alcalinizante que 9 g de sosa. Esta virtud, derivada del ácido salicílico que posee, favorecerá inmensamente a aquellas personas que presenten exceso de ácido úrico como son los artríticos, reumáticos y gotosos.

Es ligeramente diurética y sus semillas mejoran las evacuaciones intestinales.

Su afluencia sobre hígado y riñón es considerable al colaborar activamente en la eliminación de sustancias tóxicas acumuladas en estos órganos e incluso disolviendo cálculos renales y biliares.

Se hace aconsejable a los diabéticos por su bajo contenido en azúcares, siendo el más abundante la levulosa o azúcar invertido (de fácil asimilación).

**Monodieta.** La cura de fresas completa consiste en comerlas tres o cuatro veces al día *sin ingerir ningún otro alimento*. La duración de la cura puede ser desde varios días a varias semanas. Otra forma de llevar a cabo una cura de fresases tomarlas para desayunar **99**

y cenar estando la comida de mediodía compuesta por otros vegetales crudos y cocidos.

Las fresas pueden ser mal toleradas por personas de aparato digestivo débil o incluso producir alergia. Para comprobarlo es necesario tomarlas solas y no como postre de una copiosa comida.

Para facilitar, y no hacer la cura menos monótona, pueden acompañarse las fresas de zumo de naranja, mosto de uva o incluso un poco de yogur o kéfir. Por el contrario, se desaconseja mezclar las fresas con bebidas alcohólicas y nata, pues los beneficios de esta cura derivan tanto del comer fresas en cantidades importantes como del «no comer» todo aquello que normalmente se ingiere con ellas.

Una cura de fresas más o menos prolongada y más o menos estricta, conviene a todos al llegar la primavera. pero sobre todo que no la olviden los reumáticos y gotosos: puede serles de gran ayuda. La historia nos narra cómo el célebre botánico Linneo y otros personajes se curaban de esta enfermedad dándose «atracones» de fresas.

## La cura de uvas

Los climas mediterráneos, con veranos poco lluviosos y sol abundante, son los más adecuados para el cultivo de la vid. En estas condiciones, la uva se produce abundante y madura con facilidad. A pleno sol, la vid va extendiendo sus pámpanos y sarmientos y la uva va atesorando sus magníficas cualidades alimenticias y curativas.

En nuestro país es fácil y económico llevar a cabo una cura de uvas, que es la cura de frutas más popular, eficaz y utilizada. Durante el verano las uvas han recibido el sol necesario y han extraído del suelo las sustancias precisas para la formación de sus azúcares, dando origen a esta fruta que alimentará nuestro cuerpo proporcionando energía al sistema muscular y nutriendo el sistema nervioso.

**Un gran alimento medicinal.** Entre el 10-20% del peso de una uva madura está formado por la piel (hollejo) y las semillas; y entre el 80-90% es pulpa y zumo. El componente cuantitativo más importante de la uva es el azúcar, que es directamente asimilable por el organismo, ya que contiene un gran porcentaje de glucosa análoga a la glucosa sanguínea, por lo que prácticamente no precisa digestión, se asimila rápidamente y pasa directamente a la sangre.

A la vez que alimento, la uva tiene una importante función como medicamento. Si la sabemos emplear adecuadamente nos ayudará a curar nuestras enfermedades (intoxicaciones en una gran mayoría de veces).

• La uva es muy adecuada para combatir el estreñimiento, por ser laxante, sobre todo comida con la piel u hollejo y eliminando las semillas, puesto que si las masticamos resultan astringentes y neutralizan los efectos laxantes del resto de la fruta.

• Es diurética, ya que estimula la secreción de orina, sobre todo gracias a la presencia de sales potásicas.

• Descongestiona al hígado y facilita el drenaje de las vías biliares.

• Alcaliniza la sangre, siendo muy indicada contra el artritismo.

• Es un gran reconstituyente, por su elevado contenido en azúcares naturales, vitaminas y sales minerales.

• Muy adecuada para enfermos que padecen de gota, hemorroides, arterioesclerosis, eczemas, anémicos, asma, etc.

• Gran vigorizador de las defensas orgánicas, aumentando la vitalidad para combatir los rigores invernales.

• Contraindicaciones. No deben comer uva los diabéticos, los ulcerosos y los afectados de inflamación del intestino grueso (colitis).

**Algunos consejos.** La programación de la cura (cantidad de uva a ingerir, duración de la cura, la forma en que convendrá tomarla, etc.) depende de cada persona.

En general, en caso de niños y de personas delicadas, lo mejor es, si no hay control médico, que para desayunar o para cenar tomen jugo de uvas, bebido siempre a pequeños sorbos. Lo ideal sería que fuera recién hecho, pero el mosto de uva natural sin fermentar (¡nada que ver con el vino!) es perfectamente válido y además resulta muy fácil de digerir, ya que le han dado un hervor, precisamente para que no fermente.

Aunque se podría vivir perfectamente una buena temporada comiendo uva exclusivamente, lo mejor es que las curas de uva duren de una semana. Hay personas que la alargan bastante, pero en caso de más de 4 semanas se requiere un seguimiento médico.

Escogeremos las variedades de uvas –de buena calidad– que más nos agraden al paladar; iremos cambiando la variedad según nuestras preferencias.

Son preferibles las uvas de hollejo fino y pocas semillas. Las uvas más dulces son más nutritivas, y las ácidas son las más depurativas.

Las uvas han de comerse en su punto de maduración.

Lo ideal es que sea uva ecológica, pero si no estamos seguros de que no ha recibido productos químicos en los últimos 30 días antes de cosecharla, hay que lavarla concienzudamente. Y sobre todo: ¡hay que masticarla bien!

**Cómo hacer una cura de uvas.** Lo ideal, si puede programarse, es hacer coincidir la cura con la época en que hay abundancia de uvas. Escogeremos las variedades de uvas que más nos agraden al paladar; podemos ir cambiando de variedad a nuestro gusto. Son preferibles las uvas de hollejo fino y con pocas semillas. Las uvas más dulces son más nutritivas, las ácidas son las más depurativas. Debemos seleccionar uvas de buena calidad y bien maduras, las verdes pueden dar lugar a perturbaciones intestinales.

Si la cura va a ser prolongada, mientras se lleva a cabo conviene evitar la fatiga física y las tensiones psíquicas como coadyuvantes. Lo ideal es hacer la cura coincidiendo con unas vacaciones, y disfrutarlas en una zona de viñedos…

La programación de la cura (cantidad de uva a ingerir, duración de la cura, forma en que debe ingerirse la uva) dependerá de la constitución, de la edad y de la capacidad digestiva.

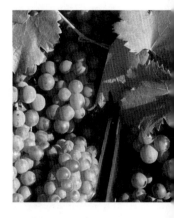

La cura puede ser de uvas exclusivamente o admitir otros alimentos. Una cura de uvas suave (aunque menos eficaz) consistirá en tomar sólo uva como desayuno, tanta como admita el cuerpo, al mediodía la comida normal que realicemos y para cenar otra toma abundante de uvas.

Para personas delicadas y niños es aconsejable, si no hay control médico, que, simplemente, tomen jugo de uvas como desayuno o cena.

Comenzaremos la cura ayunando un día entero, bebiendo sólo agua cuando se tenga sed. A partir del siguiente día comer uva entre 1,5 y 3 Kg. diarios, cantidad que dependerá de la naturaleza y temperamento de cada uno.

Si en el inicio de la cura o en su transcurso no se realizan buenas digestiones o se sienten molestias en el estómago por excesiva sensibilización de las paredes del mismo, es aconsejable aplicar una compresa caliente alternando con masaje suave sobre la zona ocupada por el estómago.

**Cómo terminar una cura de uvas** Sustituir paulatinamente las uvas del mediodía por otra clase de frutas; hacerlo durante 3 ó 4 días. Luego sustituir estas frutas del mediodía por ensaladas y verdura hervida, todo muy bien masticado, con lo cual quedan sólo las uvas para desayuno y cena. Paulatinamente cambiar a otras frutas y al cabo de unos días hacer vida normal.

## Las curas de cítricos

Ante todo decir que, a diferencia de la cura de uvas, las curas de cítricos no son monodieta, sino que se integran en nuestros hábitos de comida cotidianos.

Es recomendable llevar a cabo esta cura en invierno, en el momento de la cosecha de las naranjas. El objetivo de la cura es de depuración general con fines higiénicos; sus beneficios se centran en una expulsión de toxinas y en una alcalinización de nuestra sangre (reducir la acidez).

Dicha cura es un excelente medio para evitar las gripes y los resfriados, gracias a la vitamina C. Ayuda también a reducir peso, siempre que al mismo tiempo comamos poca fécula (pastas, arroces y patatas).

La cura tendrá una duración de unos dos meses e iniciaremos el consumo bajo la siguiente pauta:

• **En ayunas al levantarse:** durante el primer mes el zumo de dos naranjas. En el segundo mes aumentaremos a tres naranjas. Durante el desayuno sustituiremos cualquier clase de líquido por el zumo de naranja.

• **En la comida:** media hora antes de comer tomaremos el zumo de dos naranjas. Durante la comida sustituiremos cualquier clase de líquido (gaseosa, cerveza, agua) por zumo de naranja natural.

- **En la cena:** media hora antes de cenar tomaremos el zumo de dos naranjas acompañado de un plato de frutas y un yogur. El 80% de las frutas del tiempo serán naranjas y mandarinas. Un plato exquisito en invierno son las naranjas cortadas a lonchas cubiertas con una miel de confianza. Así que, como mínimo, tomaremos 3 o 4 naranjas en la cena.

**Consejos.** Nunca comeremos las naranjas al término de una comida, pues resultan indigestas; toda la fruta ha de tomarse como entrante o comer fuera de los menús.

El zumo de naranja «natural» que encontramos en las tiendas siempre será de calidad inferior al zumo de naranja recién exprimido en casa. El mayor problema de los zumos comerciales envasados es la destrucción de vitaminas y la falta de enzimas.

Las naranjas convencionales presentan residuos químicos, lo ideal es adquirir naranjas bio (ecológicas).

## El limón

Las curas largas, o las clásicas de limón, se harán bajo el control de un dietista especializado. De todas formas siempre podemos, sobre todo en invierno, utilizar cantidades reducidas de zumo de limón como medida contra la gripe y enfermedades reumáticas.

- Por la mañana en ayunas se empezará con el zumo de medio limón junto con dos naranjas.
- Al cabo de una semana aumentaremos al zumo de un limón entero con las naranjas.
- Al cabo de otra semana aumentaremos al zumo de un pomelo junto con una naranja.
- En la cuarta semana de tomas aumentaremos al zumo de dos pomelos con dos naranjas.
- Al mes finalizaremos la cura.

**Recomendaciones.** Podemos sustituir el vinagre convencional de las ensaladas por zumo de un limón, en especial la escarola resulta mucho más agradable al paladar con el limón.

- Es interesante tomar el limón junto con la naranja con una pajita para evitar el contacto directo del ácido cítrico con el esmalte dental.

- El pomelo, que tiene un contenido de ácido cítrico más bajo que el limón, puede utilizarse para diluir la fortaleza del primero, también naranjas y mandarinas son adecuadas para diluir la aspereza del limón.

- En las tomas de limón es fundamental que el limón esté maduro, y rechazaremos para la cura los que estén verdes o mal madurados, sin fragancia.

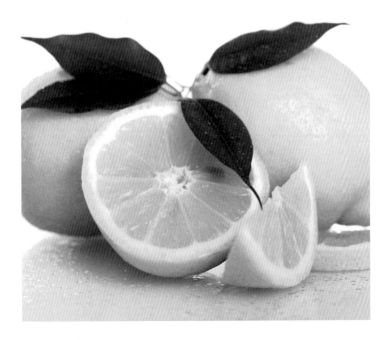

# Descubrir el ayuno

Como bien dice el médico alemán Dr. Hellmut Lützner, todos sabemos lo que es el ayuno. «Comer y no comer viene a ser como estar despierto y dormir, como estar en tensión y relajarse, dos polos entre los cuales transcurre la vida humana». Comer durante el día y ayunar por la noche forman parte del ritmo vital humano. Si alguna vez comemos muy tarde de noche al día siguiente no tendremos apetito, lo que indica claramente que el organismo necesita completar su ciclo y mantener su propio ritmo natural.

## El ayuno natural

Sea en inglés («breakfast») o en español («desayuno»), el nombre de la primera comida del día expresa con claridad el hecho. Habitualmente empleamos un poco más de la mitad del día (12-14 horas) para la acción, el trabajo, para relacionarnos con el mundo exterior. El resto del tiempo lo dedicamos a metabolizar y transformar los sucesos cotidianos, pero sobre todo las sustancias corporales. Durante la noche se produce un ayuno natural, obtenemos la energía necesaria (calor, autoprotección) de nuestras propias reservas mientras el cuerpo está en silencio, quieto, en un estado reparador.

Al despertar de este leve ayuno solemos tener algo de mal aliento; notamos que la lengua está cubierta de una capa de tonos blancos y nuestra mente anda un poco adormilada; son síntomas claros de que el cuerpo está estado de desintoxicación. Es lógico deducir que si vamos a interrumpir dicho proceso desintoxicante a base de huevos, embutidos, pastelitos grasientos y una taza de café seguramente no será la mejor manera de hacerlo. Por el contrario, un buen zumo de frutas frescas recién elaborado y un **107** poco de yoga o de ejercicio sí nos prepararán para disfrutar de un saludable desayuno matinal.

Por descontado, estos cortos ayunos nocturnos reducen el proceso de desgaste y nos ayudan para que el organismo haga algunas «reparaciones inmediatas», urgentes. Pero no son lo suficientemente largos para una verdadera mejoría o curación. De ahí la importancia de autodisciplinarnos y seguir, de tanto en tanto, un ayuno más formal. Según las características del ayuno puede ser una vez a la semana, o una vez al año, depende. También puede combinarse con una o dos curas de frutas anuales, por ejemplo, las clásicas: cura depurativa de fresas al inicio de la primavera y cura de uvas al inicio del otoño.

## Por qué ayunar

En la alimentación habitual nos encontramos con una enorme variedad de productos, la mayor nunca antes conocida. Sin embargo presenta una naturaleza altamente tóxica debido a que contiene todo tipo de compuestos químicos, muchos de ellos poco o nada aconsejables; por eso, hoy más que nunca, los órganos a desintoxicar necesitan tener todos los recursos disponibles para poder ayudar al cuerpo a eliminar esas sustancias tóxicas para su curación, y mantenernos saludablemente. Por eso el ayuno con zumos o jugos es tan aconsejable, porque el cuerpo se limpia y el sistema inmunitario sigue recibiendo nutrientes de fácil asimilación.

Desde el cáncer hasta enfermedades del corazón: el ayuno debería ser la primera defensa contra cualquier mal. Si nos fracturamos algún hueso, seguro que acudiremos al hospital. Sin embargo, cuando se trata de una enfermedad, ignorar las necesidades nutricionales y de desintoxicación del sistema inmunológico es ignorar el proceso natural de curación que el cuerpo contiene.

Conviene tener muy bien presente que el ayuno no tiene nada que ver con prácticas tan nocivas como la anorexia, con el «comer poco» o con carencias (otro grave error), o como método radical para eliminar el sobrepeso, si bien en este último caso suele ser un recurso más, dentro de un plan racional de adelgazamiento y de reequilibrio del peso corporal.

Bien al contrario, se trata de la práctica terapéutica natural más antigua y eficaz que existe, es económica –tal vez por eso no le prestan los profesionales de la salud la atención que merece– y está al alcance de todos. Se suele tomar un fármaco aunque no nos cure realmente (sólo enmascarará los síntomas) que convertirnos en protagonistas de nuestra propia salud. Para el actual sistema sanitario parece que la pastilla es mucho más lucrativa que unos simples jugos de frutas frescas.

El ayuno sólo está expresamente contraindicado en caso de diabetes insulino-dependiente, de embarazo, en los niños, en hipotensos, cardiopatías, insuficiencia renal, anemias, delgadez extrema o tuberculosis, o en personas con un avanzado estado depresivo. Y también en caso de personas que ¡tengan miedo al ayuno!

Por otra parte, para ayunar no se requiere tanta fuerza de voluntad como imaginamos y cada vez existe más información sobre sus ventajas, suficiente como para que los amigos o familiares no nos tachen de locos si decidimos llevarlo a cabo.

## Detox con el ayuno con zumos

No hay un programa mejor de desintoxicación para curar y recuperar el cuerpo que ayunar. En caso de trastornos de salud, el enfermo suele pedir silencio, protección y calor; los niños con fiebre no quieren comer, sólo tomar zumos frescos. Igual sucederá con nuestra mascota: el perro enfermo se recoge en su rincón y no comerá nada durante algunos días. Es una intuición que guía **109**

a los seres vivos a seguir lo correcto en caso de dificultad para
mantener su propia salud. Recordemos que el proceso completo
de digestión supone el 30% del total de gasto energético. Por eso
durante el ayuno el organismo aprovecha la energía libre para
realizar el trabajo de curación, y también para ir eliminando residuos, ya que disponemos de un organismo tan instintivamente
inteligente que el combustible con el que quemará energías se
compone de toxinas y materias de peor calidad biológica, por
riguroso orden.

## Precaución

Hay dos tipos de ayuno: el **ayuno con zumos** o jugos, sobre
todo de frutas, pero también de hortalizas, y el **ayuno con agua**,
más radical. Ambos son importantes y útiles, pero es el primero
el que todo el mundo puede realizar por su cuenta. De hecho,
el ayuno semanal (dejar descansar el cuerpo por ejemplo, los
viernes, al mediodía y por la noche) es uno de los trucos de
belleza de muchos artistas y famosos. En cambio, el ayuno con
agua se aconseja en caso de enfermedades, sobre todo si son
severas. Ha de ser dirigido por un médico experto en ayunos y
se seguirá con meticulosidad, ya que los detalles –la forma de
iniciar y terminar un ayuno, por ejemplo– son muy importantes, e incluso decisivos.

El ayuno debe ser siempre a medida, y, en caso de una elección personal de depuración –ayunar para estar mejor, no por
enfermedad– se llevará a cabo sin la más mínima pretensión de
batir ningún récord; se trata del propio organismo, no de ayunar
un día más que el vecino.

Según sea el estado del organismo, los efectos iniciales de un
ayuno pueden ser no muy agradables, normalmente hasta el tercer día (por ejemplo, agujetas, dolor de espalda y en los riñones;

es una señal inequívoca de la acción desintoxicante, es decir, «de limpieza» que el propio cuerpo ha iniciado). Al cabo de unos tres días, más o menos, el organismo inicia un estado de equilibrio que, según la duración del ayuno que tengamos inicialmente prevista, puede resultar muy agradable. Insistimos en que los ayunos con agua, o bien cualquier ayuno que dure más de 5-7 días, han de ser seguidos por un médico o terapeuta competente.

## Células vitales

Una célula *limpia*, con sus necesidades nutricionales cubiertas, es una célula saludable. Para recuperarse de una enfermedad y disfrutar de una salud óptima, tus trillones de células necesitan estar desintoxicadas y rebosantes de nutrientes. El exceso de grasa, las capas de mucosidad en el intestino, los químicos industriales y tóxicos del medio ambiente, el colesterol nocivo o los restos de medicamentos y de comida poco recomendable han de eliminarse de las células. La sabiduría de nuestro organismo hace que sea lo primero que eliminan, y por orden riguroso: durante el ayuno… ¡primero se quema lo peor!

De ahí los dolores o «pinchazos» que suelen sentirse los primeros días. Es una «crisis depurativa» perfectamente normal y previsible. Se suelen sentir irritaciones e incluso observar excrementos con olores o colores extraños; no hay que alarmarse, ya que es señal de dicho proceso de limpieza.

## Ayunar para perder peso

El ayuno ayuda a vencer de forma increíble la mayoría de enfermedades, pero ayuda también en caso de problemas de sobrepeso; de hecho es uno de sus usos más habituales hoy en día. Puede considerarse que el exceso de grasa es el resultado de un montón extra de calorías almacenadas en las células grasas.

## LOS 10 BENEFICIOS ESENCIALES DEL AYUNO

**1. Desintoxicación celular.** La única forma de limpiar las sustancias tóxicas que el organismo va acumulando es evitando que reciba más tarea y más toxinas durante un tiempo determinado, mientras él se ocupa de eliminarlas.

**2. Depuración del aparato digestivo.** Durante el ayuno se evacuan aproximadamente 2,5 kg. de materia fecal y residuos acumulados (en el intestino, especialmente).

**3. Limpieza de la sangre, los riñones y el hígado.** Son tres órganos que acumulan muchas toxinas a través de las bebidas, comidas y el ambiente que respiramos.

**4. Renovación de la piel y el cabello.** Con la depuración, la piel y el cabello crecen con más vitalidad, parecen rejuvenecer –de hecho lo hacen– y desaparecen algunas manchas y arrugas.

**5. Pérdida de peso sin pasar hambre.** Tras los tres primeros días de ayuno el organismo se sitúa en un estado de equilibrio en donde no siente el hambre.

**6. Se elimina la retención de líquidos.** El ayuno permite limpiar el aparato renal, eliminando los líquidos acumulados también en el abdomen.

**7. Agudez sensorial.** Ayunar mejora la visión, el gusto y el olfato.

**8. Equilibrio arterial.** El ayuno normaliza la presión sin necesidad de medicamento alguno.

**9. Mayor lucidez.** Ayuda a mejorar la memoria, la atención y la capacidad de concentración.

**10. Aumento de la vitalidad.** Durante y después del ayuno se incrementa el vigor y la energía corporal.

• **Importante. El fin del ayuno.** La ingesta de alimentos debe recuperarse de manera gradual, nunca bruscamente.

El objetivo de estas células es servir como combustible en tiempos de hambre o escasez, pero hoy en día la realidad es otra. En la práctica, el ejercicio y actividad física que llevamos a cabo es mucho menor, lo cual no ayuda a quemar esas calorías. Además solemos buscar satisfacciones emocionales con la comida –sobre todo con recetas y alimentos que son muy calóricos–, con lo que llenamos y llenamos esas células grasas y el cuerpo aumenta de peso.

Durante el ayuno, las células grasas se utilizan como combustible para generar energía. Tan pronto el cuerpo necesite calorías, el proceso de catabolismo comienza. Cada 500 g de grasa contienen unas 3.500 calorías que se pueden convertir en combustible para el cuerpo, con lo que cada día de ayuno adelgazamos. Sin embargo no es así en el caso de las personas delgadas; de nuevo nuestro cuerpo es más inteligente que nosotros...

Insistimos en que de todas formas el ayuno puede ser un camino para adelgazar, pero que puede resultar inútil si después de llevarlo a cabo no seguimos unas pautas saludables que las dietas detox y la buena cocina dietética puede ayudar a establecer.

Ayunar elimina las células musculares muertas o tóxicas. Incluso en los ayunos prolongados el número de fibras musculares se mantiene igual. Las células sanas sí pueden reducirse en tamaño y potencia durante un tiempo, pero se mantienen perfectamente bien.

Sea como sea, aconsejamos a los debutantes comenzar con ayunos moderados a base de zumos inferiores a una semana. Más adelante, según lo que se precise, podremos adentrarnos en ayunos más largos. Conviene advertir de nuevo que no se trata de ninguna competición, como mucho puede valorarse como cierta autodisciplina. Por eso es perfectamente normal que muchas personas decidan no llevar a cabo ayunos severos e incluso es posible que ni los necesiten. **113**

Es comprensible que ese revivir maravilloso que se experimenta en la naturaleza, al notar el aroma de un aire nuevo, os anime a «querer más». Es decir, ayunar más. Pero nada es la panacea y la vida es suficientemente larga como para no quemar todo tan rápido; disfrutar de los años de forma vital y saludable es la mejor recompensa que el ayuno puede ofrecer.

## La cura del sirope de savia y el zumo de limón

Esta cura detox ha tenido un éxito extraordinario en estos últimos años. Consiste en ayudar al cuerpo a purificarse y liberarse de los 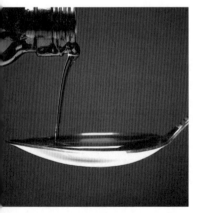 depósitos y grasas superfluas, muchas veces acumulados a lo largo de años de alimentación incorrecta y un modo de vivir erróneo. Cuando el cuerpo no los elimina espontáneamente se le estimula a que lo haga por medio de una cura racional, especialmente apropiada por su composición.

Para una persona sana es un medio muy razonable y natural de liberar el cuerpo de toxinas y depósitos grasos, conservando el bienestar general y la plena capacidad de rendimiento.

El ayuno con sirope de savia es ideal para un tratamiento de reducción de peso y desintoxicación. El cabello recupera su vitalidad y es útil en cualquier tratamiento estético. Personas muy delgadas pueden restablecer el equilibrio del metabolismo corporal, se normaliza la digestión y el nivel de colesterol y la depuración

–se puede hablar de «purificación»– afecta incluso muy positivamente al estado anímico y psíquico en general.

## El sirope

La glucosa del sirope de savia, compuesto de los zumos alimenticios concentrados de dos árboles, el arce del Canadá y la palmera de la India, proviene en un 100% de la propia savia, que contiene además los oligoelementos naturales precisos para su asimilación por el organismo.

Para prevenir problemas carenciales, el sirope de arce que se utiliza contiene un alto y equilibrado nivel de minerales (calcio, zinc, manganeso, hierro). Y el sirope de palma, por su parte, destaca por un elevado nivel de potasio, en perfecto equilibrio con su contrapartida el sodio (10:1), en una proporción que es importante mantener.

El sirope de arce y de palma son zumos nutritivos que, junto a su elevada aportación de sales minerales, vitaminas y enzimas, suministran al organismo un alto grado de carbohidratos fácilmente asimilables, que aseguran el aporte necesario al organismo, en particular al sistema nervioso y las células cerebrales, que dependen esencialmente de la glucosa como fuente de energía. Hay varios siropes así preparados; el más recomendable es el de la marca original (Madal Bal).

## El limón

Otro ingrediente básico de la cura es el limón fresco, uno de los alimentos más ricos en minerales y vitaminas que podemos disponer. Su acción permite, con el metabolismo de proteínas, lípidos y carbohidratos, la eliminación de los depósitos de grasa de los tejidos y una disminución del peso. La vitamina C es indispensable para la buena salud de los huesos, dentadura y vasos **115** sanguíneos, mejora la resistencia del cuerpo, es importante para un metabolismo sano y necesaria para el funcionamiento del antioxidante que impide la descomposición por oxígeno de las células. Durante la cura se absorben cada día más de 80 mg. de zumo de limón, que repone la eventual carencia de vitamina C, y el cuerpo se tonifica y activa mediante un mejorado metabolismo.

## Un poco de pimentón

La cayena (pimentón picante en polvo) que acompaña al sirope de savia y al zumo de limón disuelve flemas y regenera la sangre, además contiene muchas vitaminas del complejo B. También pueden tomarse agua e infusiones, sobre todo de menta, para favorecer el proceso de purificación y ayudar a neutralizar olores de la boca y del cuerpo que pueden aparecer en el período de desintoxicación.

## Muy buenos resultados

La cura de savia y limón no provoca ningún efecto negativo (fatiga, nerviosismo, desvitalización, desmineralización…), tan frecuentes en las curas de adelgazamiento pobres en carbohidratos y oligoelementos. Las personas con buena salud no experimentan fatiga o nerviosismo durante la cura, y conservan buena capacidad física y bienestar. La energía suplementaria proviene de la reducción de los depósitos de grasa.

Es conveniente la limpieza diaria del intestino. En la desintoxicación, el cuerpo puede fallar si la eliminación de residuos y toxinas es insuficiente. El resultado será mejor cuanto más se elimine, que es un aspecto principal de la cura, ya que las impurezas que el cuerpo desecha deben ser evacuadas para que no se depositen en otro lugar del organismo. Primero se limpia y descongestiona el tracto digestivo, luego los otros órganos de eliminación, hígado y riñones. Se regulariza la presión en los vasos sanguíneos y mejoran la circulación y enfermedades como los resfriados, gripe, sinusitis, bronquitis. También ayuda en caso de alergias. Además, el organismo aumenta sus defensas.

En los tres primeros días el cuerpo se alimenta de las reservas almacenadas, como el glucógeno de la sangre y el hígado; por eso una cura debería durar más de tres días, ya que a partir de entonces el organismo empieza a eliminar toxinas y a reducir sus reservas de grasas. Mientras dura este proceso no se siente hambre, sólo cuando esos depósitos están agotados vuelve, señalando que ya es tiempo de volver a comer.

Durante y después de la cura aumenta la capacidad de rendimiento, la mayoría de las personas puede desempeñar sin problemas su profesión o su trabajo diario normal, muchas notan que mejora su estado de ánimo y que su dinamismo y vitalidad aumentan. Algunas personas pueden sentir alteraciones durante la cura (debilidad, sueño, dolores…), resultado de las toxinas que el cuerpo está soltando y que circulan en la sangre antes de ser eliminadas. Como decimos, suelen desaparecer a los 2-3 días de cura.

En estos días de crisis curativa de purificación pueden aparecer afecciones o síndromes ocultos o antiguos (cefalea, jaqueca, náusea, vómitos, mal aliento, orines cargados, secreciones vaginales, diarreas, urticaria, herpes, eccemas); es la autolimpieza interna que se lo está llevando todo. A partir del quinto día se hacen notar los efectos benéficos del tratamiento.

Es muy importante la finalización, puesto que la tentación de comer inmediatamente después de la cura y en cantidad excesiva es muy fuerte, muy poderosa, y nos tienta exageradamente. Después de descansar diez días, **el aparato digestivo necesita al menos dos o tres días para acostumbrarse** de nuevo al régimen habitual, pasados los cuales el cuerpo puede asimilar de nuevo una alimentación normal. Los expertos recomiendan: «a partir del cuarto día se puede comer de nuevo normalmente, pero es muy recomendable durante los dos primeros meses evitar las comidas copiosas, hechas de mezclas alimentarias contradictorias, ricas en productos animales (acción nefasta de las grasas saturadas) y en alimentos refinados (acción desastrosa de los azúcares simples), y con centenares de aditivos químicos por centenares. Mejor es adoptar una alimentación biológica, utilizando nutrientes integrales bio (de la agricultura ecológica), dando preferencia a los cereales, legumbres, frutas, proteínas vegetales. Esta alimentación deberá ser rica en fibra para asegurar un buen drenaje intestinal».

Otras consideraciones a tener en cuenta: sale un poco cara, pero es eficaz, ya que normalmente las personas que adelgacen no recuperarán fácilmente los kilos perdidos si siguen una buena dieta equilibrada.

## El semiayuno depurativo

Los practicantes de la cura del sirope y el limón la siguen con una doble finalidad: una es para desintoxicar el cuerpo, disolviendo y eliminando impurezas acumuladas y la otra es mantener el control de su peso de forma sana y equilibrada.

Durante la cura propiamente dicha en primer lugar se limpia y descongestiona el tracto digestivo, posteriormente los otros órganos de eliminación, sobre todo el hígado y los riñones. La presión en los vasos sanguíneos se regulariza y esto ayuda a establecer una buena circulación.

De esta forma se puede lograr un aspecto más saludable y una mayor elasticidad del cuerpo, independientemente de la edad. También las alergias, que son a menudo el resultado de acumulaciones tóxicas, suelen desaparecer con la depuración del organismo.

## PARA SEGUIR UN AYUNO
## CON SIROPE DE SAVIA Y ZUMO DE LIMÓN

**Duración.** De 7 a 10 días (se llegan a eliminar unos 5-7 kg).

**Ingredientes.** Preparado de sirope de savia (sirope de arce) que encontraréis en tiendas de dietética, limones, canela y pimentón. Agua mineral. Todo tipo de tisanas (excepto té y café).

**Preparación.** Se preparan 2 litros de agua mineral con unas 15 cucharadas de sirope de savia de arce y palma, el zumo de 4-5 limones, una cucharadita de canela y una pizca de cayena picante.

**Seguimiento.** Durante los 7-10 días que dura la cura hay que ingerir a diario y en exclusiva de 8 a 10 vasos del preparado especial de sirope de savia (sirope de arce).

Su dosis también está regulada tanto en la predieta como en la postdieta.

En el caso de la predieta hay que tomar medio litro el primer día, tres cuartos el segundo y un litro el primero, mientras que la postdieta requiere un litro el primer día, tres cuartos el segundo y medio el tercero.

Durante la duración de la cura (el ayuno) se tomarán toda el agua y tisanas que apetezcan.

**Consejos y sugerencias.** Durante los días de ayuno va muy bien hacer cada día una caminata de media hora.

• Durante la cura no se toman alimentos sólidos ni café, té, medicamentos o suplementos dietéticos.

• Los consumidores habituales de alcohol, tabaco y fármacos suelen reaccionar negativamente a la cura.

• Si el limón afectara quienes tengan déficit de glóbulos blancos se sustituirá por zumo de naranja.

Además, ayuda a liberarse de la dependencia de medicamentos y estimulantes, como el café, alcohol, tabaco, etc.

## Otros beneficios de la cura
- Refuerza las defensas del organismo.
- Regula la presión arterial.
- Desciende el volumen de grasa y mejora el nivel de colesterol en sangre.
- Sensación de mejoría psicosomática.
- Activación del hemisferio derecho del cerebro (creatividad y percepción intuitiva).

## Beneficios estéticos
Muchas afecciones de la piel desaparecen a medida que el resto del cuerpo es depurado. Forúnculos, abscesos, granos... son erupciones que se producen como consecuencia de la eliminación rápida de las toxinas del organismo.

Aparte de sus importantes efectos desintoxicantes y adelgazantes, la cura también es beneficiosa para el cabello y para cualquier tratamiento estético en general. Un instituto capilar de Suiza hace de ella una parte obligatoria del tratamiento. «Las impurezas del cuerpo son llevadas hacia los vasos más periféricos y llegan también al cabello», opina el director del instituto.

## La preparación
Para un vaso grande de la bebida dietética se necesita:
- 2 cucharadas soperas de zumo de limón fresco (aproximadamente ½ limón)
- 2 cucharadas de sirope de savia
una pizca de pimentón picante en polvo (cayena)
- un vaso de agua (aprox. ¼ de litro)

El zumo de limón, el sirope de savia y el pimentón picante se mezclan en un vaso que se llena con agua tibia (o fría, si se prefiere).

## ¿Cuánto zumo al día?

Cada día hay que tomar un mínimo de ocho a doce vasos de la preparación. Para mayor comodidad se puede preparar la bebida para el día en una botella de un litro y medio o dos litros y poner:

- de 14 a 20 cucharadas soperas de sirope de savia
- de 14 a 20 cucharadas soperas de zumo de limón
- ¼ de cucharadita de pimentón picante.

Acabar de llenar la botella con agua mineral.

Las personas que desarrollan gran actividad física pueden aumentar la dosis. En muchos casos es imprescindible que los pacientes tengan la preparación ya lista. En cuanto sientan hambre o cansancio, deberán tomar un poco de la preparación.

## En los días de dieta

**Durante los días de dieta no debe ingerirse ningún otro alimento.** Como el limón y el sirope de savia contienen todos los oligoelementos, vitaminas y la glucosa necesarios para diez días, no hay temor a sufrir hambre, una vez que el cuerpo se haya adaptado a la cura. Usar solamente limones frescos, si es posible biológicos (de cultivo ecológico), cuya cáscara puede ser consumida.

No usar nunca concentrado de zumo de limón, zumo de limón congelado o limonadas de preparación química.

Para una cura completa de diez días se necesitan aproximadamente dos litros de sirope.

## Cómo funciona la cura completa

Durante la primera fase del ayuno (uno o dos días), el cuerpo se alimenta de las reservas a corto plazo almacenadas en las células (hígado, músculos) en forma de glucógeno (carbohidrato complejo e insoluble). Por eso una cura detox debería durar más de ese tiempo.

Pasada esta primera fase de ayuno, el organismo comienza a alimentarse de las reservas a largo plazo, almacenadas en el tejido adiposo en forma de triglicéridos, y a eliminar toxinas; se reducen así reservas de grasas depositadas por todo el cuerpo.

Mientras dura este proceso, si estamos realizando la cura, no es habitual sentir hambre, ya que el sirope de savia y el limón

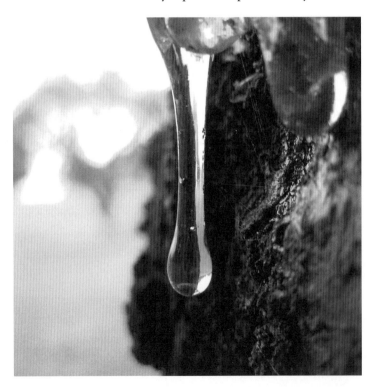

contienen nutrientes vitales que el cuerpo necesita durante estos días de ayuno.

## Como depurativo

El sirope de savia sirve como depurativo en casos de personas que han sido tratadas con mucha medicación alopática y sienten molestias digestivas, halitosis, dificultad en digerir las grasas, etc.

Se aconseja 10 días de sirope con ayuno completo e infusiones laxantes para una óptima depuración. Si aparecen jaquecas o migrañas (normalmente en los tres primeros días) se acompaña de cobalto en oligoelemento. Al terminar la cura las molestias digestivas y jaquecas han desaparecido, hay más vitalidad y el aspecto de la piel ha mejorado notablemente.

## En dietas de control de peso

La cura también es muy recomendable en el inicio de dietas de control de peso, en mitad de ellas cuando hay bloqueo y no se sigue perdiendo o cuando hay que perder esos 2-3 kilos cogidos después de vacaciones o navidades. En estos casos doy un semi-ayuno:

- **Desayuno, media mañana y tarde:** un vaso de sirope de savia, una infusión y una manzana.
- **Una hora antes de la comida y la cena:** un vaso de sirope de savia.
- **Comida:** Verdura al vapor y alimentos a la plancha. Infusión.
- **Cena:** Sémola de verduras y un yogur de soja. Infusión.

Esta dieta puede mantenerse de 10 a 15 días. Se consigue controlar la ansiedad, perder líquidos retenidos y perder unos tres kilos de forma rápida, lo que motiva a seguir la dieta y conseguir los objetivos fijados.

# Cura de saúco

Una buena manera de depurar nuestro organismo de la sobrecarga de toxinas y de aprovechar las sustancias vitales de los zumos es hacer una cura depurativa de un día a base de zumos de fruta y verdura cruda.

Es aconsejable hacerla en cada cambio de estación, o incluso un día a la semana. A diferencia del ayuno estricto, la cura de zumos permite al organismo absorber suficientes compuestos desintoxicantes para depurarse, sin el efecto desagradable del mal aliento que provoca la presencia de acetona en la sangre, producto de la eliminación de las toxinas. Además damos unas vacaciones a nuestro castigado aparato digestivo sin que disminuya el vigor, pues las sustancias vitales pasan rápidamente a la sangre.

## Por qué el saúco

El saúco es un árbol «santo», que se plantaba con frecuencia en los jardines domésticos. Sus flores, blanco-amarillentas, aparecen de junio a julio en grandes inflorescencias y desprenden un fuerte aroma.

Sus bayas brillantes, de color negro-violeta, maduran en otoño. Crudas son incomestibles y pueden provocar mareos y diarreas. Por eso, el zumo de saúco hecho en casa con ellas siempre debe hervirse. En las tiendas de herbodietética existe zumo puro de saúco sin adición de agua ni azúcar. También puede encontrarse preparado junto con la planta equinácea (*Echinacea purpurea*).

El zumo de saúco y el extracto de flores bebidos en caliente son adecuados para el ayuno, puesto que estimulan las secreciones de las glándulas sudoríparas, por lo que se recomiendan para sudar, potenciando la eliminación de toxinas.

También estimulan las secreciones renales e intestinales. Tonifican el cuerpo, impulsan considerablemente el efecto depurador de una cura de ayuno con zumos y estimulan de forma natural el sistema defensivo. Por eso resultan tan adecuados, en especial en las estaciones frías.

En primavera se puede realizar una cura de saúco para depurar el organismo cargado de toxinas durante el invierno y cuyas defensas bajan considerablemente. Hacerla en otoño sirve para prepararse para el invierno.

La persona que padezca catarros a menudo debería seguir una cura de semi ayuno con zumo de saúco de tanto en tanto. Es mejor no esperar a tener mucosidades, ojos llorosos y la garganta áspera, síntomas de que la infección ya ha comenzado.

Una excelente forma de aumentar el efecto del saúco es añadirle mucha vitamina C natural, por ejemplo con zumo de acerola (*Malpighia glabra*). El acerolo es un arbusto espinoso cuyas bayas tienen hasta un 25% de su peso en vitamina C.

## La cura de siete días

Hierve dos cucharadas soperas de flores de saúco en un cuarto de litro de agua. Déjalo reposar diez minutos, cuélalo y añade ocho cucharadas (aproximadamente 80 ml) de zumo de saúco. Se toma caliente.

Para variar y alternar sabores, a la bebida de saúco se añaden especias poniendo a la infusión un clavo de olor, un trocito de canela en rama y la cáscara de un cuarto de limón de cultivo ecológico.

En la cura de siete días, la bebida de saúco se toma a lo largo del día cada vez que aparezca la sensación de hambre (unas ocho tomas). El cuerpo recibe suficiente líquido e hidratos de carbono fácilmente absorbibles, se calma la sensación de hambre y mantiene la energía física.

Puesto que el sabor es un poco amargo, puede edulcorarse con media cucharadita de miel.

Las tiendas de dietética venden también una bebida hecha con zumo de saúco, extracto de flores de saúco, pulpa de acerola y miel, que puede sustituir la infusión.

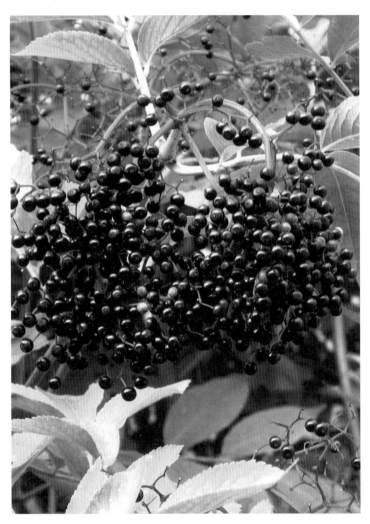

Antes de la cura de saúco, es aconsejable realizar un día de preparación que ayude a la limpieza del intestino, a base de una dieta con abundante fibra, jugo de col fermentada, yogur y arroz. En este día ya se puede tomar una infusión de saúco por la mañana y otra por la tarde.

Una vez realizada la cura, comienza con cuidado con una dieta ligera. Para terminar las comidas, bebe otra vez una infusión de saúco.

## Las flores contienen...

• Más del 1% de flavonoides antioxidantes, muy activos, útiles contra los gérmenes nocivos. Mejoran el sistema inmunitario y aumentan la diuresis (excreción de orina).

• Hasta el 0,3% de aceite esencial, que junto con los flavonoides es responsable del efecto sudorífico, es antibacteriano y favorece la secreción de mucosidad.

• Taninos y mucílago, que protegen las mucosas ante los gérmenes patógenos y curan las inflamaciones.

## Las bayas contienen...

Un amplio espectro de vitaminas (por cada 100 gramos):

• 27 mg de vitamina C, que aumenta las defensas del organismo.

• 0,07 mg de vitamina B1, que ayuda al metabolismo energético y la resistencia física.

• 0,07 mg de vitamina B2, que favorece la respiración celular, la sangre y la piel.

• 1,08 mg de niacina, que beneficia los nervios.

• 180 mcg de caroteno, útil para la salud de la piel, la vista y el sistema inmunitario.

• Una relación de minerales muy favorable: 1 mg de sodio, 303 mg de potasio y 1,6 mg de hierro.

# Dos tisanas con saúco

## Infusión de tomillo y saúco

*20 g de flor de tomillo y 20 g de flor de saúco*
*20 g de raíz de genciana*
*30 g de raíz de equinácea*

Se dispone una cucharada sopera de la mezcla en un vaso con agua y se hierve el combinado durante un minuto. Pasado ese tiempo se deja reposar otros diez minutos y se cuela. Debe tomarse una taza diaria durante tres meses: bebiéndola tres semanas y descansando la cuarta.

**Nuestro consejo.** Es una buena tisana para el sistema inmunitario. Ayuda a prevenir y combatir eficazmente los problemas respiratorios.

## Genciana, tomillo, saúco y amapola

*40 g de raíz de genciana troceada*
*35 g de flores y hojas de tomillo*
*15 g de flor de saúco*
*10 g de pétalos de amapola*

Se dispone una cucharada sopera de la mezcla de 250 ml de agua, se hierve dos minutos, se deja reposar tapada 20 minutos más y se cuela. Esta tisana debe tomarse en pequeños sorbos dos o tres veces al día.

**Nuestro consejo.** Esta tisana alivia muy bien los resfriados y síntomas gripales.

## 5. Tu plan detox

# CÓMO PONER
# EN MARCHA EL PLAN
## *La organización de las dietas*

## Plan detox para un fin de semana

### Una pausa muy saludable

Un fin semana nos ofrece la oportunidad de «parar el mundo» durante dos o tres días. Es una forma eficaz de proporcionar una pausa rejuvenecedora al propio cuerpo, mente y espíritu. El régimen alimenticio es fácil de seguir y, como sólo implica cambiar durante unos pocos días su estilo de vida, suele convertirse en una rápida introducción a la desintoxicación.

Esta modalidad de depuración, a pesar de su brevedad, tiene unos efectos que actúan profundamente sobre el cuerpo. Al ofrecer al organismo la posibilidad de procesar una cantidad de comida relativamente ligera, nos está dando un respiro al sistema gastrointestinal y ayuda a depurar el cuerpo de residuos tóxicos. Se siente el cuerpo más ligero, estaremos seguramente con la mente más alerta y dormiremos mejor o más profundamente.

Hasta donde sea posible, desconectad el teléfono móvil, internet, los tablets y el ordenador, o al menos eliminad redes sociales o comunicaciones que no sean imprescindibles.

## Cambios

Quizá se observen también cambios más sutiles. Que dediquemos este tiempo al propio cuerpo y mente es buena señal: es el inicio de un camino en el que nos interesamos menos en lo físico y más en el verdadero yo. Es un programa sin ningún peligro, pero es conveniente tener cerca un buen médico o terapeuta especializado en medicina natural para poder consultar cualquier duda.

## Preparación para la depuración de un fin de semana

Elige un fin de semana en el que no tengas mucho que hacer. Es mejor estar solo o en un lugar o un ambiente bien tranquilo. Si no es posible, explicaremos a la familia o los amigos lo que queremos hacer. Es mejor disponer de todo lo necesario antes de comenzar el fin de semana detox (se puede hacer una lista con todo lo necesario) y así no tendrás que salir a comprar.

## Un refugio

Vale la pena convertir la casa en un refugio para las sensaciones y sentimientos. Tienes a disposición muchas posibilidades, puedes elegir alguna con la que te sientas mejor, o más cómoda, por ejemplo, añadiendo flores (colores y formas de su agrado…), o haz que el verde del exterior entre en su hogar. Pon música suave y tal vez valga la pena encender alguna vela. Perfuma el aire con esencias de aromaterapia o con saquitos de popurrí. Asegúrate de que tu casa reúne las condiciones que te pide el cuerpo y el bienestar de tu estado de ánimo.

En tiempo frío haz todo lo necesario para disfrutar de una buena temperatura ambiente sin necesidad de llevar demasiada ropa. Puedes ayudarte de recursos tan clásicos como bolsas de agua caliente, una confortable manta, etc. Si hace calor, ropa más ligera y elegiremos un simple ventilador (evitar los aires acondicionados).

### SUGERENCIAS PARA TU LISTA DE LA COMPRA

- 8 litros de agua mineral
- 3 limones
- 1 kg de fruta fresca o de verdura (uvas, manzanas o zanahorias) para el sábado
- frutas y verduras para hacer los zumos (zanahorias, manzanas, remolacha, apio, un poco de jengibre fresco).
- una selección de verduras: coles, zanahorias, rábanos, pepinos, cebollas, coles de Bruselas, lechuga, nabos y chirivías. En lo posible, compraremos verduras biológicas de la estación.
- una selección de frutas: manzanas, peras, uvas, kiwis, mangos, papayas, melones y granadas.
- arroz integral y/o patatas de cultivo biológico.
- ajo y jengibre frescos.
- aceite de oliva virgen extra.
- aceites esenciales de aromaterapia.
- sal marina
- sal epson (sulfato de magnesio) de uso medicinal y como sal de baño.
- al gusto personal: flores, velas, flores, música suave y música para relajación.

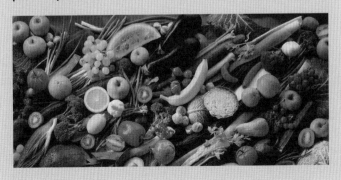

## PRIMER DÍA: JUEVES

• Empieza la jornada bebiendo un vaso de agua caliente con un limón recién exprimido.

• Haz las comidas normales, procurando que sean ligeras. Evita los alimentos muy calóricos y pesados. No tomes alcohol, dulces, pastas, pasteles ni galletas.

• Bebe desde hoy agua mineral a lo largo del día: ten una botella en la mesa del trabajo o en un lugar cercano e intenta tomar hasta dos litros diarios.

• Haz los preparativos para el fin de semana: compra o prepara los alimentos o productos de tu lista. Asegúrate de que tienes todas las tareas domésticas hechas para tener así el fin de semana libre.

• Por la noche haz un cepillado de la piel y disfruta de un baño con una esencia de aromaterapia que te guste.

## SEGUNDO DÍA: VIERNES

• Al levantarte: bebe un vaso de agua caliente con zumo de limón.

• Haz una dieta ligera. Suprime las proteínas pesadas, como las de la carne, el queso, los huevos y la leche; incluso si te es posible prescinde también hasta de los frutos secos. Prescindiremos del té o café al final de la jornada laboral (si no te es posible del todo, reduce la cantidad de tazas hasta donde sea posible). Al igual que ayer, bebe hasta dos litros de agua mineral.

• Evita la sal y el azúcar. Elige la fruta en vez de las pastas y las galletas.

• Para desayunar puedes tomar, por ejemplo tostadas de pan integral bio y fruta; compota de frutas; ensalada de frutas; copos de avena con agua y un poco de sirope (de ágave o de arce) y leche de soja.

• A la hora de comer prepárate una gran ensalada o verduras al vapor con un poco de pescado o de tofu, o bien de carne de pollo sin grasa.

- Cuando termines el trabajo y llegues a casa, cámbiate y ponte ropa cómoda y holgada.

- Prepara una cena ligera, por ejemplo: una ensalada con un aliño que contenga aceite de oliva, ajo, limón y vinagre de sidra, o un bol de sopa de verduras. Cena lo más temprano posible. Lo ideal sería al menos 3 horas antes de ir a dormir.

- Si a partir de ahora quieres una bebida caliente, elige entre una tisana de hierbas aromáticas o de plantas medicinales (¡sin cafeína!), una tisana de jengibre o agua caliente.

- Si tienes tiempo, empieza a poner orden en el barullo de cosas que tengas en casa.

- Antes de ir a dormir, cepíllate la piel. Luego, puedes tomar un baño de sales Epson. Ya estás poniendo en marcha la desintoxicación. Sécate dando suaves golpes con la toalla sobre la piel y ve directamente a la cama.

## TERCER DÍA: SÁBADO

- Al levantarte, bebe un vaso de agua caliente con zumo de limón.

- Quédate en la cama, tienes el fin de semana por delante. ¿Observa los pensamientos y emociones que te pasen por la cabeza y déjalos pasar: que se desvanezcan. Ahora, ponte en contacto con tu cuerpo: percibe cómo está sobre la cama. Estira al máximo las piernas y los brazos. ¿Eres capaz de sentir la tensión que te oprime en determinadas zonas del cuerpo? Toma conciencia de las zonas dónde acumulas estrés.

- Levántate poco a poco y pon toda tu atención en esta acción. Vale la pena llevar a cabo unos ejercicios de estiramientos («stretching») o de hatha yoga (sarvangasana, el saludo al sol).

- Abre el grifo de la bañera y pon en el agua unas cuantas gotas de aceite esencial de romero. Mientras la bañera se va llenando, cepíllate la piel. Sumérgete y visualiza cómo las toxinas empiezan **133** a desprenderse de tu cuerpo y se alejan en el agua. Sustitúyelas en tu imaginación por una luz curativa, renovadora y rejuvenecedora de todas las células del organismo.

• Hoy vamos a seguir una monodieta estricta y comerás sólo un tipo de fruta o de verdura. Elige entre uvas, manzanas o zanahorias. Come pequeñas cantidades a lo largo del día; sigue los horarios habituales de comida y haz pausas para picar durante la mañana y la tarde. Mastica detenidamente cada bocado. Practica la toma de conciencia mientras comes.

• Bebe los dos litros de agua de costumbre (caliente o fría). Este debería ser el único líquido que ingieras, pero, si lo prefieres, puedes elegir un zumo de la fruta o de la verdura que hayas elegido.

• Aborda la jornada con mucha calma. Quizá notes efectos derivados de dejar el té, el café y el azúcar. No hagas esfuerzos agotadores, por ejemplo, puedes dar un suave paseo o practicar estiramientos o yoga. También son interesantes algunos ejercicios respiratorios.

• Practica un poco de relación. Otra buena opción puede ser una buena lectura, más o menos inspiradora. Quizá te apetezca pintar o escribir… Pero, sobre todo, relájate. No te obligues a hacer nada. En realidad, cuanto menos hagas, mejor.

• Igualmente iremos a dormir temprano. Por la noche cepíllate la piel.

(En el plan detox avanzado practicaremos con aplicaciones de hidroterapia, como la envoltura corporal).

## CUARTO DÍA: DOMINGO

• Al levantarte bebe el ya habitual vaso de agua caliente con zumo de limón.

• Haz una serie suave de estiramientos y/o el saludo yóguico al sol.

- Desayuna una ensalada de frutas frescas (si hace calor) o una compota ligera de fruta (manzanas, peras, uvas), sin azúcar.
- Procura seguir técnicas de meditación y de relajación.
- Para comer: toma fruta troceada (manzanas, melocotones, nectarinas, uvas, etcétera) y ponle yogur natural por encima.
- Toma hasta 2 litros de agua a lo largo del día.
- Por la tarde da un suave paseo o siéntate tranquilamente en un lugar en el que estés en contacto con la naturaleza. Puedes probar los ejercicios de conciencia del entorno que hay en el día 14 del programa de depuración de un mes. Como alternativa, puedes sentarte en casa, relajarte, dormir, leer...
- Cena temprano. Cocinar al vapor un conjunto de verduras troceadas (como las que recomendamos en el recuadro de la lista de la compra sugerida. Puedes añadir hierbas, especias y ajo como sazón (¡nada de sal!) y un aliño preparado con una cucharada de aceite de oliva y de zumo de limón (con ajo y jengibre, si así te gusta más). Si tienes hambre, o sientes cierta debilidad, añade una ración de arroz integral hervido o una patata al horno.
- Antes de irte a dormir, cepíllate la piel y luego toma un baño con vinagre de sidra.

## QUINTO DÍA: LUNES

- Bebe el vaso de agua caliente con zumo de limón.
- Si tienes tiempo, haz un poco de yoga o una serie de estiramientos.
- Cepíllate la piel y luego toma un baño o una ducha de esencias de aromaterapia.
- Sigue las directrices del viernes en cuanto al desayuno y la comida.
- No dejes de beber hasta dos litros de agua.

Es el momento de plantearnos si vale la pena seguir con alguna de las prácticas del plan detox a largo plazo.

## EJEMPLO DE PLAN DETOX PARA UNA SEMANA

### DÍA 1

**Desayuno**
Quinoa con coco y ralladura
de manzana
**Almuerzo**
Ensalada de garbanzos
con aguacate
**Merienda**
Batido de arándanos
y tofu sedoso
**Cena**
Curry de coliflor con dátiles

### DÍA 2

**Desayuno**
Gachas de avena
con bayas de goji
**Almuerzo**
Rollitos de lechuga
rellenos de mijo
**Merienda**
Batido de manzana
y zanahoria
**Cena**
Sopa de pollo asiática
con fideos soba

### DÍA 3

**Desayuno**
Macedonia de colores
**Almuerzo**
Brochetas de pavo
con hortalizas de colores
**Merienda**
Bebida de naranja y
almendra con cúrcuma
**Cena**
Fideos soba con hortalizas
y tofu

### DÍA 4

**Desayuno**
Gachas de coco y espelta
con arándanos
**Almuerzo**
Ensalada de hinojo y
remolacha
**Merienda**
Batido de col rizada
y dátiles
**Cena**
Boniatos rellenos
de quinoa

### DÍA 5

**Desayuno**
Arroz con leche con naranja
y arándanos rojos

**Almuerzo**
Cuscús con hortalizas
asadas

**Merienda**
Batido de fresa
con semillas de chía

**Cena**
Sopa de acelgas y tofu

### Día 6

**Desayuno**
Muesli de mango con
arándanos rojos

**Almuerzo**
Ensalada de quinoa
y col lombarda

**Merienda**
Batido de hojas de
remolacha

**Cena**
Cazuela de col con tofu y
champiñones

### DÍA 7

**Desayuno**
Pudin de almendra y
semillas de chía

**Almuerzo**
Rollos de verano
con salsa de lima

**Merienda**
Batido de mango y coco

**Cena**
Bacalao relleno sobre un
lecho de tubérculos

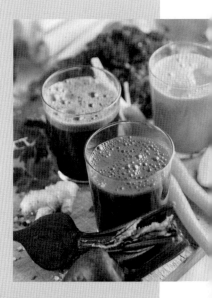

# Tu plan detox de tres o cuatro semanas

## Programa de depuración, día a día

Antes de poner en práctica el programa de depuración de tres semanas o un mes conviene hacer una pequeña preparación. En caso de enfermedad, conviene seguir un asesoramiento médico o de tu nutricionista de confianza. También es ideal elegir un buen mes (entonces será más fácil alargar la tercera semana siete días más), en el que se puedan pasar los fines de semana en casa.

• Vale la pena evitar los agobios en general; procuraremos que en el trabajo no recaigan apremios excesivos.

• Compraremos y guardaremos en la despensa los alimentos y accesorios necesarios, menos la fruta, la verdura (y algo de carne y pescado, si vas a comerlos), que han de ser lo más frescos posible.

• Nada de tabaco. Con la dieta detox el organismo seguirá eliminando una gran cantidad de toxinas y puede incluso darle la fuerza necesaria para abandonar este hábito tan nocivo. En este caso, recomendamos la ayuda adicional de un buen acupuntor. También la auriculopuntura ofrece unos resultados excelentes.

• Si se está tomando algún fármaco (lo ideal sería evitar los medicamentos), consultar con el médico antes de emprender una cura detox a fondo.

## La agenda diaria de desintoxicación

El calendario detox ofrece variaciones y sugerencias, pero las actividades básicas (como los compromisos laborales) se mantendrán iguales. Esta es una propuesta adaptable de agenda diaria de desintoxicación:

• Al levantarse, enjuágate con agua caliente y zumo de limón.

• Estiramientos («stretching») matinales o yoga (durante la semana, esta actividad puede realizarse por la tarde).

**SUGERENCIAS PARA LA LISTA DE LA COMPRA**

Podemos tener estos productos en la despensa de nuestra cocina:

- Verduras y ensaladas frescas
- Agua mineral
- Fruta fresca y abundantes limones
- Muesli integral sin trigo (bio), arroz integral, mijo, trigo sarraceno y legumbres
- Frutos secos, semillas y algunas aceitunas
- Aceite de oliva virgen extra y aceite de sésamo
- Hierbas y especias; jengibre y ajos frescos
- Ingredientes para los zumos (ver capítulo 3)
- Un buen suplemento con multivitaminas y minerales
- Aceites esenciales de aromaterapia
- Sal marina y sal epsom (sulfato de magnesio)
- Sales minerales de baño al gusto
- Vinagre de sidra
- Leche y yogur hecho con leche de cabra, oveja o soja (opcional; existe una acalorada polémica con algunos lácteos)
- Pollo de crianza biológica y pescado no costero (opcional, para no vegetarianos)
- Opcional: música para relajación y visualización, velas, material de escritura (libreta, papel, lápices...)

- Baño (o si se prefiere, entre semana, ducha).
- Desayuno (los fines de semana, zumo depurativo del hígado).
- Zumo a media mañana.
- Té de jengibre media hora antes de comer (opcional entre semana).
- Almuerzo (lo ideal sería que fuera la comida más copiosa del día). **139**

- Algún tipo de relajación, visualización y/o meditación. Pausas regulares cada hora para relajación durante el tiempo de trabajo.
- Zumo a media tarde.
- Algún tipo de ejercicio (al menos cuatro veces a la semana) aunque sería preferible a diario). Alternar ejercicios aeróbicos con modalidades más relajadas, como yoga, pilates, tai chi, por ejemplo.
- Tisana o infusión de jengibre media hora antes de la cena.
- Cena lo más temprano posible (lo ideal sería 3 o 4 horas antes de irse a dormir).
- Baño (puede sustituirse por hidroterapia). En general, los tratamientos de hidroterapia los reservamos para el plan avanzado).
- Acostarse lo más temprano posible.

## Primera semana

**Objetivos.** El principal objetivo de este plan es suprimir de tu dieta las principales sustancias que contienen o forman toxinas. Harás comidas normales en cantidades normales, pero con ingredientes algo distintos de los habituales.

Puesto que dejarás la cafeína, el alcohol y el azúcar, iniciaremos la depuración un fin de semana para que el lunes se hayan superado algunos efectos secundarios debilitantes, como posibles dolores de cabeza. Evita todo lo posible el uso de colonias, perfumes y desodorantes.

### Plan de alimentación

**Eliminar.** Suprime por completo todas las formas de cafeína como el té (en especial el té negro y todos los tés fermentados o ahumados), café, chocolate, refrescos y bebidas carbónicas); las bebidas

**OTROS CONSEJOS**

• Proveerse de sustitutos del café (malta de cereales y achicoria) y del té (tisanas de hierbas sin teofilina).

• Beber a diario hasta dos litros de agua mineral (puede ser ligeramente templada).

• Elegir como tentempié, en caso de debilidad, un plátano o una manzana, un puñado de nueces o frutos secos y pasas, o un pastel de arroz con humus.

• Añadir a la comida hierbas y especias en caso de añorar la sal. El apio tiene un gusto natural salado y es otro recurso.

• Aumentar la ingesta de fruta o darse una comilona de frutas (sin azúcar añadido), en caso de anhelar algo dulce.

• Tomar tres piezas de fruta o tres raciones de ensalada de frutas a intervalos a lo largo del día.

alcohólicas; los dulces y el azúcar; los lácteos (puede tomar leche, queso y yogur de cabra, de oveja o de soja, pero en pequeñas cantidades); el trigo (incluido el pan, la pasta, las salsas, etcétera); las carnes rojas, los mariscos, la sal; todas las comidas preparadas, los alimentos procesados, la comida rápida y la llamada comida basura (snacks, fritanga, etc.).

**Alimentos permitidos.** El objetivo es conseguir una dieta equilibrada con alimentos integrales. Come cereales en abundancia (menos trigo), verduras, ensaladas y fruta. También puede tomar un poco de pescado, pollo, huevos (con moderación), nueces, legumbres y tofu.

**Crudos.** Come tantos alimentos crudos como puedas, o limítate a formas saludables de cocinar: a la parrilla, hervidos y al vapor. **141**

**Cocción y aliños.** Lo ideal es una cocción sin aceite, y siempre con agua mineral o de buena calidad. En lugar de freír en aceite, saltea los alimentos en un poco de caldo al que hayas añadido un par de olivas troceadas, un poco de ajo y hierbas.

**Multivitaminas.** Puedes tomar diariamente un suplemento de multivitaminas y minerales. A modo orientativo, busque uno que contenga por lo menos 7,5 mg de zinc.

## Plan de ejercicios

Empezaremos a hacer ejercicio de manera regular. Prueba diversas modalidades y decídete por la que más se acomode a tu estilo de vida. Las rutinas de estiramientos «stretching» son muy útiles. Practicar también ejercicios respiratorios. Al final de esta primera semana habrás encontrado uno o más ejercicios que te gusten para incorporar a tu vida cotidiana..

## DÍA 1. SÁBADO

• Iniciar la depuración exprimiendo el zumo de un limón en una jarrita de agua templada. Tómalo a sorbos y sin prisas, mientras piensas en lo bien que te vas a sentir cuando te desintoxiques.

• Practica alguna serie básica de estiramientos («stretching»). Si no habías practicado antes ningún ejercicio, tómatelo con calma y no te desanimes si no sabes hacerlo tan bien como te gustaría. La práctica hace al maestro.

• Hazte un completo cepillado de la piel, seguido de un baño con aceite de romero. Utiliza ropa cómoda y holgada.

• Toma un buen desayuno. Añade una pieza de fruta o un bol de ensalada de frutas frescas y una taza de tisana para quitar la sed.

- Mañana tranquila. Puedes escuchar música, leer un buen libro o simplemente descansa. Anota tus sensaciones y las reacciones a la desintoxicación.
- Asegúrate de que tomas agua de calidad en abundancia.
- Media hora antes de comer, toma una bebida caliente (lo ideal sería un té de jengibre). Te calentará el estómago y lo pondrá a punto para la digestión.
- Haz la comida de hoy todavía un tanto sustanciosa. Intenta no beber durante la comida, ya que retarda la digestión; si bebes un poco de agua, que no sea muy fría. Acaba con compota de fruta, pudín de arroz endulzado con zumo de manzana concentrado, ensalada de frutas o fruta fresca.

  Come lentamente. Vale la pena ser consciente de lo que estamos haciendo, prestando atención al gusto, textura, olor y las sensaciones que produce en la boca.
- Pasear poco después de comer. Mientras caminas, respira profundamente y practica ejercicios respiratorios.
- Durante la depuración vale la pena alejarnos un tanto de las multitudes y de los lugares muy concurridos. Aprovecha la ocasión para invertir el tiempo en ti mismo, sobre todo los fines de semana. Se benévolo, tanto si eliges ver una película como pasar la tarde remoloneando y sin hacer nada.
- Cena temprano (si es posible, 3 o 4 horas antes de ir a dormir). Toma de nuevo una taza de té de jengibre media hora antes de cenar. Haz una comida frugal, por ejemplo, un tazón con abundante sopa o una ensalada, o bien pescado hervido con verdura al vapor. Come otra pieza de fruta.
- Tómate todo el tiempo que quieras para el baño de noche. Hay quien mima el entorno de la bañera con velas, música relajante y algún aceite de aromaterapia. Abre el grifo y comprueba que el agua está bien caliente, pero sin quemar. Mientras se llena

la bañera, te quitas la ropa y cepillas la piel. Añade al agua unas cuantas gotas de un buen aceite esencial. Relájese a fondo mientras tomas el baño..

Visualiza cómo las toxinas abandonan tus células y tejidos, el hígado, los riñones o incluso esos inesperados depósitos de grasa (muslos, nalgas, abdomen…). Agradece a tu propio cuerpo de que todo funcione tan bien.

• Acuéstate temprano. Lo ideal sería ir a la cama unas 3 horas después de cenar. El baño debería haberte dejado relajada y predispuesta para dormir. Si notas tu mente acelerada o te sientes completamente despierta, practica ejercicios de relajación.

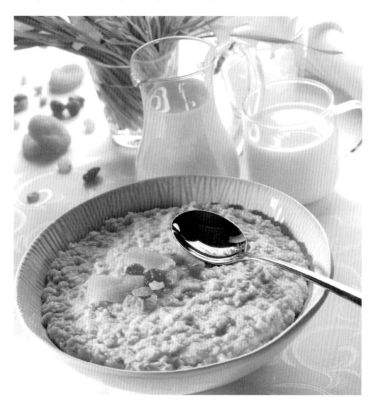

## DÍA 2. DOMINGO

- Sigue más o menos la misma rutina de ayer sábado.
- Quizá empieces a sufrir los efectos secundarios de no tomar cafeína. Los dolores de cabeza son bastante habituales, como también lo es una sensación de irritabilidad o de letargo. Se consciente de ello y hoy tómate la vida con más calma. Y dale la bienvenida a cualquiera de estos efectos secundarios, ya que son claros síntomas de que las toxinas están abandonando tu cuerpo.

## DÍA 3. LUNES

- Vuelta al trabajo. Por un lado, puede que te resulte más fácil seguir el programa de depuración, ya que estarás más ocupado que durante el fin de semana; por el otro, es probable que te resulte más difícil, ya que tendrás otras tentaciones y el estrés puede tentarte a tomar bebidas con cafeína o alcohol, o a comer alimentos inadecuados (sobre todo, los típicos snacks y pastelitos, chocolatinas, galletas de media tarde…). Sé consciente de esos problemas potenciales, pero ten confianza en que podrás superarlos sin dificultad.
- Puedes levantarte lo bastante temprano como para tomar tu agua caliente con limón y tener por lo menos cinco minutos para hacer estiramientos o yoga. Quizá una ducha tenga que sustituir al baño del fin de semana, pero mantén un suave cepillado de la piel.

Sigue las líneas maestras del sábado, introduciendo pequeñas variaciones para romper la monotonía en los sabores. Como alternativa, podrías llevar un

**Desayuno de trabajo.** Prepara la noche anterior una ensalada de frutas o bien lleva unas tortas de arroz con humus o barras de cereales sin azúcar. Sin excusas: la fruta es lo último que se echa a perder.

- Acuérdate de llevar contigo los sustitutos del café y del té. Asegúrate de que llevas tentempiés saludables si sabes que tendrás la tentación de comer dulces o pasteles. Ten una botella grande de agua mineral a mano.
- Haz una comida consistente del plan detox. Si comes fuera, asegúrate de que en el restaurante pueden adaptar los platos a tu gusto. O bien llévate la comida hecha en casa (las hamburguesas, pizzas y la mayoría de bocadillos no encajan en el plan detox).
- Después de trabajar, sigue tus preferencias en cuanto a ejercicios, dentro de las recomendaciones.
- Cena en casa tan temprano como sea posible. Si al mediodía no comiste de forma consistente, ésta será tu comida principal, pero asegúrate de que lo que has preparado se digiere sin dificultad.
- Si te sientes especialmente cansada, ten en cuenta que es normal. Comprueba que comes lo suficiente (estás reduciendo los tipos de comida, no la cantidad).
- Sigue la práctica del baño y de irte a dormir, pero esta noche convendrá que te des una fricción antes del baño.

## DÍAS 4 y 5. MARTES y MIÉRCOLES

- Sigue el programa de los días laborables, haciendo lo mismo que hiciste el lunes. Tómate tiempo para examinar, y quizá mejorar, tu entorno de trabajo. Si el trabajo es con ordenadores o dispositivos electrónicos (wifi, etc.) puedes acompañarte de los cactus que ayudan a combatir los campos magnéticos, así como de un ionizador (ayuda a purificar el ambiente).
- Pronto empezarás a sentir algunos primeros beneficios de tu dieta detox. Si has logrado que el cuerpo se haya librado de su adicción a la cafeína, enseguida comenzarás a sentirte de nuevo con más energía y también más ligera.

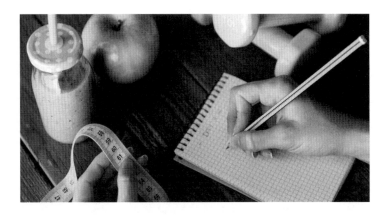

Quizá hayas advertido algunos cambios en los movimientos intestinales. Si vas de vientre con más frecuencia de lo habitual, no te preocupes, es normal, ya que comes muchas más frutas, verduras y fibra que antes. Pero también puede suceder lo contrario, es decir, que tengas estreñimiento. Repetimos que es normal. Comprueba si consumes suficiente fruta, verdura y fibra y plantéate añadir más verduras crudas y arroz integral a la dieta. Como laxante natural suave, puedes añadir un puñadito de semillas de linaza previamente sumergidas en agua.

### DIAS 6 y 7. JUEVES y VIERNES
- Sigue el programa general de días laborables.
- Si tienes ansias de comer algo dulce: prueba de hacer un «helado» de plátano. Se congela un plátano entero. Pélalo cuando esté duro y páselo por la licuadora. El resultado es algo espeso y cremoso y, por añadidura, delicioso.

Si hace frío, opta por una ensalada tibia de frutas. Es muy sencilla de hacer, hierve ligeramente a fuego lento unas frutas a su elección: manzanas, peras, dátiles troceados o higos y pon un poco de canela y de miel. Una vez en el plato, puedes añadirle yogur o kéfir de leche de cabra o de oveja. **147**

# Segunda semana

**Objetivos.** Esta semana entraremos más a fondo en el plan detox, es decir, en la depuración y «desintoxicación». Durante el fin de semana seguiremos un suave programa de depuración más interno. Pasado el fin de semana volverás a la alimentación general de los días laborables.

## La alimentación

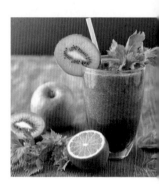

• A lo largo del fin de semana seguirás una dieta restringida, pero sin pasar hambre.

• Entre semana, seguir en general la misma dieta que la semana anterior, pero introduciendo los zumos con más frecuencia.

• Incluye más verduras crudas en tu dieta.

## Ejercicio físico

• Harás tres o cuatro sesiones a la semana (si es posible, a diario) de los ejercicios elegidos, sin demasiada dureza. Puedes alternar el aerobic con el yoga, o la natación con el tai chi. Reservar tiempo para hacer estiramientos cada día. Durante el fin de semana no hagas ejercicios vigorosos.

## Consejos

• Es normal que, a medida que entras en esta fase de la desintoxicación, experimentes cierta resistencia interna y un enorme deseo de abandonar el programa. Sé muy indulgente contigo misma y haz un esfuerzo extra. Regálate pequeños caprichos… que no afecten a tu salud.

• No conduzcas durante este fin de semana.

## DIA 8. SÁBADO

• Puedes hacer un poco de yoga y el baño de aromaterapia o con masaje de sal.

• El desayuno para este fin de semana será el zumo depurativo del hígado. Prepárate una tisana con la misma cantidad de: raíz de regaliz, anís o hinojo, menta y, opcionalmente, alholva (fenogreco). Añadir jengibre fresco, zumo de limón y miel al gusto. Bébelo durante todo el día siempre que te apetezca tomar algo caliente. Sigue bebiendo agua en abundancia.

• A media mañana, tómate un vaso o más de zumo fresco de verduras hecho con col, lechuga, zanahoria y remolacha. Añádele rábano o cebolla, además de jengibre, limón, miel y ajo al gusto. O bien tu zumo detox preferido, siempre recién hecho.

• Media hora antes de comer, tómate una taza de tisana de plantas medicinales (o, si prefieres, de tisana de jengibre).

• Para comer prepara verduras alcalinizantes, en forma de una gran ensalada fresca o ligeramente al vapor con jengibre. Elige entre lechuga, col, zanahoria rallada, rábano, pepino, tomate, cebolla o coles de Bruselas.

Añade un aliño a base de almendras, aceite de oliva o sésamo con limón, y ajo o cebolla. Para acabar, pon trozos de fruta (manzana, pera, uva, melón, papaya…, excepto cítricos).

• A media tarde bebe otro vaso de zumo detox de verduras.

• Media hora antes de cenar bebe una tisana de plantas medicinales. Come la fruta de la lista del apartado referente a la comida y, si tienes más hambre, prepárate otra vez la ensalada que has tomado para comer.

• Disfruta de un baño tranquilizador con esencias de aromaterapia y acuéstate temprano. No sería extraño que te sintieras cansada, ya que ha sido una jornada de depuración bastante rigurosa.

## DÍA 9. DOMINGO

• Sigue el mismo programa básico de ayer.

• Haz una cena más completa que la del sábado: come verduras al vapor en abundancia y una buena ración de arroz integral. Luego sigue con fruta. Necesitarás energía extra para no sentirte agotado el lunes.

• Antes de ir a dormir disfruta de un baño con sales epsom (o sales minerales) para deshacerte de los tóxicos desprendidos durante este fin de semana y ve directamente a la cama. Si no es posible, disfruta de la aromaterapia.

## DÍA 10. LUNES

• Seguir la misma rutina de la primera semana laboral. Toma un desayuno consistente, ya que has pasado un fin de semana con una dieta restringida.

• Es posible que con el aumento de la ligereza no quieras volver a la dieta completa más convencional. En este caso puedes cambiarla, comenzando por eliminar la carne o los productos similares. En este caso asegúrate de comer de forma equilibrada y de incorporar suficiente cantidad de carbohidratos y proteínas vegetales.

• A lo largo del proceso es posible que, si tu organismo tenía mucho por desintoxicar, con la dieta detox sientas reacciones adversas o desagradables, por ejemplo pinchazos en la espalda. Es perfectamente normal, y deberían desaparecer a lo largo de los días.

## DÍA 11. MARTES

• A partir de ahora, si te sientes con energía y con la cabeza despejada, puedes sustituir una de las comidas por un zumo fresco, siempre bebido a pequeños sorbos; tómalo lentamente. Si en algún momento te sientes débil, puede que necesites incluir más carbohidratos (arroz y otros cereales, patatas, pan de centeno, etc.) o proteínas (pescado, pollo, derivados de la soja, queso de cabra u oveja, etc.).

### DÍA 12. MIÉRCOLES

• Recuerda lo lejos que has llegado; estás casi en la mitad del programa y no es momento para dudas: ¡sería una pena retirarse! Si lo consideras necesario, regálate algo hoy para levantar los ánimos.

• Hoy puedes tomar un baño de vapor, y/o un buen masaje. Uno de los buenos masajes es el «drenaje linfático manual», que tiene el poder de arrastrar las toxinas de músculos y tejidos como ningún otro. Aporta un gran bienestar y hasta tendrás mejor aspecto después.

### DÍAS 13 y 14. JUEVES y VIERNES

• Si tu paladar se cansa del régimen detox, recuerda cuánto has cambiado la dieta. Mira la gran variedad de frutas tropicales (y también de verduras) que existen; si nunca las has probado, experimenta su sabor; con un poco de imaginación, puedes disfrutar de 365 ensaladas diferentes ¡una distinta para todos y cada uno de los días del año! Si quieres probar un nuevo sabor, asa verduras con un poquito de aceite de oliva, o dóralas en la parrilla (¡sin que se quemen!).

• La noche del viernes no cenes demasiado. Prepárate para otro fin de semana de desintoxicación a fondo.

## Tercera semana

**Objetivos.** Este fin de semana seguiremos una pauta similar a la del anterior, y veremos un poco la relación de uno mismo con el cuerpo y las propias emociones.

## La alimentación

• Ayudaremos al hígado y los riñones bebiendo una vez al día un **zumo de zanahorias y remolacha**, y un **zumo de arándanos**.

• Seguiremos añadiendo ajo en abundancia a las comidas.

• La uva negra también es beneficiosa para el hígado; añádela a tu lista de la compra y tómala como tentempié a media mañana o media tarde, mientras sea temporada.

## DÍA 15. SÁBADO

• Seguir el mismo plan que el fin de semana anterior, de modo que vuelvas a tomar el zumo depurativo del hígado, verduras alcalinas, té de hierbas medicinales, fruta y zumos. Si te encuentras bien de salud, te sientes a gusto con el programa detox y quieres profundizar más, practica hoy un ayuno en el que sólo tomes agua, caldo vegetal (o caldo de potasio), o zumos.

Cuando bebas agua mineral, sórbela lentamente. Lo ideal es beber cada dos horas, más o menos.

**Cómo se hace el caldo de potasio.** Pon unas cuatro tazas de verduras al gusto troceadas en una cazuela con 3 litros de agua. Hiérvela a fuego lento durante media hora, sin añadir sal. Cuela el líquido y desecha las verduras.

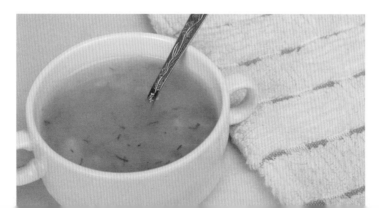

## DÍA 16. DOMINGO

• Si ayer ayunaste, vuelve al programa habitual. No prolongues el ayuno más de un día. Será ideal recibir también un masaje.

• Por la noche, puedes cenar consistentemente. Si te sientes débil, añade un poquito de pollo, pescado blanco o proteínas vegetales.

• Disfruta de un relajante baño con esencias de aromaterapia después de cepillarse la piel.

## DÍAS 17, 18, 19 y 20: de LUNES a JUEVES

• Vuelve a la práctica habitual de los días laborables en lo referente a la comida y al plan de ejercicios.

• Acaba el viernes con una fricción de sal y un baño de sales minerales. Envuélvete en toallas y vete a dormir. O bien disfruta de un baño de vinagre de sidra por la noche antes de ir a dormir temprano.

## DÍA 21: VIERNES

• A estas alturas deberías comenzar a sentirte de maravilla. ¡Lo has conseguido! Has finalizado un programa de desintoxicación, lo cual es todo un logro. Ahora es el momento de resistir la tentación: nada de comer todo lo que no has podido durante esta dieta de depuración…

• Esta noche, ve a bailar, a ver un espectáculo o una película. O si no, ¿qué tal ir a patinar sobre hielo? O bien dar un paseo a pie o en bicicleta, o algo similar.

• Si vas introduciendo nuevos alimentos uno por uno, podrás calibrar la reacción del organismo en cada caso. Algunos pueden provocar indigestiones o acelerar tu pulso, provocar dolor de cabeza, alergias o intolerancias.

Recuerda: el final de este plan de desintoxicación de un mes ¡no tiene porqué ser el anuncio de una vuelta a los viejos hábitos! Puedes cerrar aquí el plan de tres semanas, o bien seguir un poco más… **153**

# Cuarta semana

**Objetivos.** ¡Ya casi lo has conseguido! Adapta y sigue las premisas de la segunda y tercera semana.

## DÍAS 22 y 23: SÁBADO y DOMINGO

• Siga el plan habitual de los fines de semana. En éste, no es una buena idea ayunar.

• Una idea para el tiempo libre de este fin de semana: Observar el entorno y el orden que le rodea, tanto en su casa como en el paisaje más cercano. Sal un rato. Observa la naturaleza.

Expande tus sentidos de nuevo y huele, toca, escucha. Sé consciente de tu situación en este mundo, de tu vínculo con la tierra, de tu parte en ese todo.

• Al día siguiente, disfruta de un renovador baño de vinagre de sidra o date un baño de esencias de romero.

## DÍAS 24, 25 Y 26:
## LUNES, MARTES Y MIÉRCOLES

• Sigue con el régimen habitual de los días laborables. Si no eres vegetariana y aún no has tomado proteínas animales (pollo, pescado, caza), huevos o queso y leche de cabra o de oveja, prueba a introducirlos esta semana si te apetecen.

• Pide que te den un buen masaje (es ideal una sesión de drenaje linfático manual).

• El miércoles puedes probar un té verde. No te recomendaremos el café, pero si quieres beberlo de vez en cuando, y ya no tienes adicción a la cafeína quizá decidas dejarlo para siempre. Ya estás a punto de terminar el mes, has sido una gran café-adicta y decides tomarlo, ¿qué tal elegir el café descafeinado sólo de vez en cuando?

## DÍAS 27 y 28: JUEVES y VIERNES

• ¡Lo has conseguido! Has terminado un programa de desintoxicación, lo cual es todo un logro. ¿Qué te parece?

• Presta atención a tus manos, a tus pies y a todo tu cuerpo. ¿Qué tal los cambios? ¿Sientes una relación más amorosa mente-cuerpo?

• Ahora es el momento de resistir la tentación de salir y comer todo lo que no has podido durante la dieta de depuración. Si pretendes volver a los viejos hábitos (es de esperar que, desde ahora, ¡optarás por comer de una manera más saludable!), modérate; sería traumático para tu cuerpo.

• Si vas introduciendo nuevos alimentos uno por uno, podrás calibrar la reacción del organismo en cada caso. Algunos pueden provocarte una indigestión o acelerarte el pulso, provocar dolor de cabeza, alergias o intolerancias.

El final de este plan de desintoxicación de un mes no tiene porqué ser el anuncio de una vuelta a los viejos hábitos. ¡Vale la pena que esta depuración perdure a largo plazo!

• Si trabajas con ordenador haz pausas periódicas, por lo menos una cada hora (estírate y camina un poco).

Y recuerda: nada de alcohol. Se trata de disfrutar de los zumos y batidos detox todo lo posible.

• Reír es tan curativo como los métodos de desintoxicación que estamos utilizando, así que asegúrate de que tu vida tenga suficientes risas y diversión.

**Sugerencia.** Por la tarde, deja que tu cuerpo se mueva a su aire, por ejemplo al ritmo de una música suave y envolvente, luego más rítmica, etc. Prueba con distintos tipos de música.

# 6. En la cocina

# **RECETAS DETOX**
## *Los alimentos y recetas para tus días detox*

Los programas detox para tu depuración contienen abundantes alimentos saludables integrales y «bio» (es decir, en lo posible, de cultivo ecológico). Como hemos visto, además de una dieta, o más allá de las dietas, es un conjunto de medidas sobre todo lo que comemos, con las que vas a poder introducir cambios lentos, pero seguros, en tu estilo de vida y tu bienestar.

Hemos visto también (en el capítulo 3) que una parte de las recetas estrella de las actuales dietas detox son los zumos o jugos detox y los smoothies: bebidas recién elaboradas y crudas, que además pueden ir acompañadas de suplementos dietéticos.

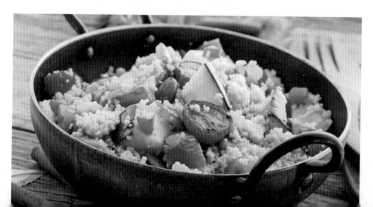

# Desayunos detox

Comenzaremos con algunas sugerencias para desayunar. Se pueden seguir a modo de criterio general, combinando los ingredientes para obtener unos resultados tan variados como deliciosos.

## Muesli de mango con arándanos rojos

*Para 2 personas*
*Tiempo de preparación: unos 10 minutos*
*3 cucharaditas de arándanos rojos secos*
*1 mango pequeño*
*4 cucharadas de copos de chufa y 2 cucharadas de copos de avena*
*150 ml de zumo de mango*

Pica los arándanos al gusto. Pela el mango, deshuésalo y córtalo en daditos. Mézclalo todo con los copos de chufa y de avena y el zumo de mango, y sírvelo.

**Nuestro consejo.** Las chufas son ricas en nutrientes. Entre otras cosas, tienen mucho zinc, que refuerza el sistema inmunitario y estimula la cicatrización de las heridas y la regeneración celular.

## Pudin de almendra y semillas de chía

*Para 2 personas*
*Tiempo de preparación: unos 25 minutos más el tiempo de remojo*
*1 vaina de vainilla*
*3 cucharadas de semillas de chía (en herbodietéticas)*
*200 ml de leche de almendras sin azúcar*
*2 cucharadas de puré de almendra blanco*

*2 manzanas dulces y maduras*
*50 g de almendras peladas*

**1** Abre la vaina de vainilla de arriba abajo y rasca la pulpa con un cuchillo. Mezcla bien las semillas de chía con la vainilla, la leche de almendras y el puré, y déjalo en la nevera al menos una hora, mejor aún toda la noche anterior. Si prefieres un pudin más espeso, reduce la cantidad de líquido; si lo quieres más ligero, añade un poco.

**2** Lava las manzanas, pártelas por la mitad, desecha las pepitas y córtalas en daditos. Tuesta las almendras en una sartén sin grasa hasta se doren. Reparte los dados de manzana y las almendras sobre el pudin, y sírvelo.

**Nuestro consejo.** La vainilla aumenta la producción de serotonina, la hormona de la felicidad, y reduce el estrés.

## Yogur con bayas y frutos secos

*Para 2 personas*
*Tiempo de preparación: unos 15 minutos*
*1 cucharada de nueces*
*1 cucharada de anacardos*
*150 g de frutos del bosque al gusto (moras, grosellas negras, arándanos o frambuesas); corno alternativa, una mezcla de bayas congeladas*
*400 g de yogur natural (3,5% MG)*
*1 cucharadita de sirope de agave, o al gusto*

**1** Pica bien las nueces y los anacardos. Lava y seca con cuidado los frutos del bosque, si son frescos, o bien descongélalos.

**2** Reparte el yogur en dos vasos o cuencos. Endúlzalo al gusto con sirope de agave y reparte los frutos secos y las bayas por encima.

**Nuestro consejo.** Los frutos del bosque tienen un efecto antioxidante y protegen las células del organismo de los radicales libres, con lo que ayudan a evitar la aparición de enfermedades como la hipertensión, la demencia o el cáncer.

# Macedonia vital

*Para 2 personas*
*Tiempo de preparación: unos 40 minutos*
*½ piña*
*3 kiwis*
*2 naranjas*
*1 pomelo rosa*
*1 plátano a rodajas*
*opcional: unas hojas de menta, ½ granada desgranada, 2 cucharadas de piñones*

**1** Si has decidido incluirlos, tuesta los piñones en una sartén y resérvalos. Pela la piña, pártela por la mitad a lo largo y desecha el troncho del centro. Córtala luego en dados.

**2** Pela los kiwis y pártelos por la mitad y luego en rodajas. Trabajando sobre un bol para recoger el zumo que caiga, pela las naranjas y el pomelo quitando bien toda la parte blanca de la piel, y saca los gajos de sus membranas. Trocea los gajos o déjalos enteros, como prefieras.

**3** Lava las hojas de menta, sacúdelas para secarlas y córtalas en tiras finas. Reparte la fruta y el zumo en dos cuencos.

Esparce opcionalmente por encima la menta, los piñones y los granos de granada, y sírvelo.

**Nuestro consejo.** El pomelo estimula el metabolismo de las grasas del hígado, la granada (si se incluye) tiene un efecto antiinflamatorio, y la piña alivia la hiperacidez y ayuda a adelgazar.

# Gachas de avena con bayas de goji

*Para 2 personas*
*Tiempo de preparación: unos 5 minutos, más el tiempo de remojo*
*200 g de copos de avena*
*frutos rojos frescos al gusto y 3 cucharaditas de bayas de goji secas*
*2 cucharaditas de semillas de chía*
*400 ml de leche de soja*
*3 cucharaditas de virutas de cacao (opcional)*
*1 cucharadita de semillas de calabaza*
*1 cucharadita de semillas de cáñamo*
*2 cucharaditas de miel, al gusto*

1 Mezcla los copos de avena con las semillas de chía y repártelo en dos vasos o cuencos. Vierte en cada uno 150 ml de leche de soja. Déjalo reposar tapado en la nevera al menos una hora, mejor toda una noche.

2 Añade el resto de la leche de soja y remuévelo. Esparce las bayas de goji, las virutas de cacao y las semillas de cáñamo por encima. Sírvelo con un poco de miel y bayas de temporada.

**Nuestro consejo.** Las bayas de goji contienen muchos antioxidantes y otros elementos vegetales secundarios que refuerzan las defensas del organismo y la eliminación de toxinas.

## Quinoa con coco, arándanos y nectarinas

*Para 2 personas*
*Tiempo de preparación: unos 35 minutos*
*200 g de quinoa*
*600 ml de leche de coco sin azúcar*
*1 pizca de sal*
*2 nectarinas*
*50 g de arándanos rojos (o pasas sultanas)*
*1 cucharadita de canela*
*2 cucharaditas de miel*

1 Pon la quinoa en un colador y lávala bajo el grifo hasta que el agua salga clara. En una cazuela, lleva la leche de coco a ebullición. Añade la quinoa y la sal, espera a que vuelva a hervir y luego baja el fuego y déjalo hacerse, tapado, unos 15 minutos.

2 Mientras tanto, lava las nectarinas, desecha el hueso y trocéalas. Mezcla las nectarinas y la canela con la quinoa, retíralo del fuego y déjalo reposar 10 minutos. Sírvelo con los arándanos o las pasas esparcidas por encima y un poco de miel.

**Nuestro consejo.** La combinación de canela y miel refuerza el sistema inmunitario.

# Primeros platos para tu plan detox

## Crema de calabaza con copos de avena

*Para 4 personas*
*Preparación: unos 15 minutos y 30 minutos de cocción*
*400 g de calabaza*
*60 g de copos finos de avena*
*50 ml de crema de leche*
*450 ml de agua o de caldo vegetal*
*1 cucharada de nuez moscada*
*1 cucharada de aceite de oliva virgen y sal al gusto*

1 Se pela la calabaza y se corta en grandes trozos, que se disponen en la bandeja del horno previamente untada con unas gotas de aceite. A continuación se hornean y se cuecen durante 25 minutos a 180 °C.

2 Mientras, se colocan en una cazuela 50 g de copos de avena y el agua o el caldo de verduras y se hierven ambos ingredientes cinco minutos. Pasado ese tiempo se retiran del fuego y se dejan reposar.

3 Cuando la calabaza esté bien cocida se mezcla con los copos de avena y con el agua o el caldo hervidos y se adereza el combinado con una pizca de nuez moscada y de sal. Después se tritura en la batidora hasta obtener una crema homogénea, añadiendo un poco más de agua o de caldo si quedase demasiado espesa.

4 A continuación se distribuye la crema de calabaza en cuatro boles individuales, se le incorporan los copos de avena restantes y se mezclan bien ambos ingredientes. Por último se vierte la crema de leche sobre la superficie del preparado y se sirve éste tibio o bien caliente, según el gusto personal de cada comensal. **163**

## Muesli con fruta seca

*Para 6 raciones*
*Preparación y cocción: unos 10 minutos*
*180 g de copos integrales de avena*
*35 g de copos de arroz*
*1 cucharada de pipas de girasol peladas y 55 g de pasas sultanas*
*35 g de orejones de albaricoque, troceados*
*80 g de dátiles sin hueso, también troceados*
*750 ml de leche desnatada*
*140 g de yogur desnatado*

1  Mezclar en un cuenco grande los copos de avena, los cereales fibra, las pipas de girasol y las frutas secas.

2  Repartir la leche y los cereales entre 6 cuencos individuales. Adornar con un poco de yogur.

En lugar de leche se puede utilizar zumo de fruta (de manzana, por ejemplo), o bien bebida de soja o de avena.

**Variante. Muesli especial.** Se trata de un muesli «sin trigo». Mezcle, al gusto: nueces y frutos secos troceados, pepitas de girasol, semillas de sésamo, copos de arroz y semillas de lino (linaza). Deje unas horas antes (o toda la noche) la ración que tomará para desayunar en agua o zumo de manzana. Por la mañana, añada fruta fresca o miel, leche o yogur de soja, de cabra o de oveja.

## Ensalada de frutos frescos

*Raciones: 4*
*Preparación y cocción: unos 15 minutos*
*1 mango maduro*
*1 melocotón*

*1 limón*
*2 kiwis*
*3 nectarinas pequeñas*
*100 g de cerezas*
*1 racimo de uva negra*

**1** Lavar cuidadosamente la fruta, retirando las semillas y huesos. Luego corta el mango, la papaya y los kiwis en pequeños dados. Haremos bolitas con la pulpa del melón.

**2** Mezcla las frutas troceadas con las cerezas y las uvas y colócalas en tu bol o tazón preferido.

### Sugerencia. Salsa de frambuesas
*200 g de frambuesas, 50 g de fructosa (o sirope de ágave)*
Pasa las frambuesas por la batidora junto al endulzante hasta que quede un puré muy fino. Cuélalo para retirar las semillas y rocía las frutas con la salsa las frutas.

**Variante.** Ensalada templada de frutas. Hierve a fuego lento un conjunto de frutas ya cortadas y colocadas en zumo de manzana hasta que se reblandezcan. Sírvelo con yogur de oveja o de cabra (o de soja).

## Aliño de hierbas para ensalada detox
Pon en un bol ½ taza de aceite de oliva virgen extra. Añade 2 dientes de ajo finamente cortados (no triturados), una cucharada sopera de hierbas troceadas (una combinación de las que prefieras), por ejemplo: perejil, cebollino, cilantro, estragón y eneldo, junto a una cucharada sopera de vinagre de sidra. Agitar y usar con moderación.

# Cuscús con almendra

*Para 4 personas*
*Tiempo de preparación: unos 15 minutos, más reposo y cocción*
*250 g de cuscús*
*3 limones*
*100 g de pasas*
*125 ml de zumo de manzana*
*600 g de tomates*
*50 g de almendra en bastoncitos*
*150 ml de zumo de tomate*
*1 cucharada de aceite de oliva*
*canela y nuez moscada recién rallada*
*sal y pimienta*
*2 ramitas de menta fresca*

1 Cuece el cuscús siguiendo las indicaciones del envase y déjalo enfriar. Exprime 2 limones y vierte el zumo en el cuscús frío.

2 En un cuenco pequeño, pon a remojar las pasas en el zumo de manzana. Haz una cruz en la piel de los tomates, escáldalos en agua hirviendo, pélalos, pártelos por la mitad y córtalos a dados.

3 Tuesta la almendra en una sartén sin aceite. Mezcla los dados y el zumo de tomate, el aceite de oliva, las pasas y la almendra tostada, y agrégalo todo al cuscús.

4 Condimenta bien el cuscús con un poco de canela, nuez moscada, sal y pimienta. Lava la menta, escúrrala, separa las hojas de las ramas, trocéalas y añádelas al cuscús.

5 Lava el limón restante con agua caliente, sécalo y córtalo en rodajas muy finas. Adorna el cuscús con el limón y déjalo reposar 30 minutos antes de servirlo.

## Minestrone con arroz

*Para 6 personas*
*Tiempo de preparación: unos 30 minutos, más cocción*
500 g de verdura variada (p. ej., zanahoria, apio, col, coliflor)
50 g de panceta
1 cebolla y 3 tomates pequeños
1 cucharada de aceite de oliva
1 bote de alubias blancas y 100 g de arroz
125 g de judías verdes congeladas
1,5 litros de caldo
sal, sal de ajo y ½ cucharadita de albahaca
40 g de queso rallado

**1** Selecciona la verdura y lávala. Pela las zanahorias, retira los hilos del apio y parte ambos en rodajas. Corta la col a tiras y la coliflor en ramitos.

**2** Corta la panceta en dados. Pela la cebolla y córtala también a dados.

**3** Calienta el aceite y sofríe la panceta y la cebolla. Añade la verdura y sigue sofriendo unos minutos. Enjuaga las alubias y déjalas escurrir.

**4** Agrega las alubias y las judías verdes a la verdura. Vierte el caldo, condimenta con los dos tipos de sal y la albahaca, y cuece la sopa unos 10 minutos.

**5** Mientras tanto, lava los tomates, hazles un corte en forma de cruz en la piel, retírales el rabillo, escáldalos en agua hirviendo, pélalos y córtalos en cuartos.

**6** Añade el arroz a la sopa y prosigue con la cocción a fuego lento de 15 a 20 minutos. Agrega los tomates en los últimos 5 minutos. Comprueba el punto de sal de la sopa y sírvela espolvoreada con el queso rallado.

## Tarta de brécol y champiñones

*Para 8 porciones*

*Preparación: unos 35 minutos, más horneado: 30-35 minutos*

*1 lámina de masa para tarta ligera*

*500 g de ramitos de brécol cocidos*

*1 taza de champiñones fileteados grueso*

*2 huevos y 1 clara de huevo*

*3 cucharadas de salsa de tomate*

*34 cucharadas de queso rallado light sin sal*

*100 g de cubitos de queso fresco tierno, tipo brie o saint-paulin*

*rocío vegetal (aceite de oliva virgen extra en espray —suele ser diluido)*

*pimienta de molinillo*

1. Forrar con la masa una tartera de 22 cm, humedecida con rocío vegetal. Acomodar las verduras.

2. Batir ligeramente los huevos con la clara y la salsa de tomate, y volcar sobre las verduras.

3. Cubrir la tarta con los quesos. Llevar al horno moderado de 30 a 35 minutos. Servir tibia.

**Nuestro consejo.** En caso de dietas muy estrictas, una manera de bajar el sodio es elaborando la masa de la tarta de forma casera y sin agregarle sal. Cocinar las verduras al vapor es siempre aconsejable.

## Pollo al limón

*Para 6 personas*

*Tiempo de preparación: unos 20 minutos, más cocción*

*6 pechugas de pollo*

*1 cucharada de pimentón dulce*

*3 cucharadas de harina*
*y 4 de aceite de oliva*
*½ manojo de perejil recién picado*
*1 cucharadita de estragón seco*
*sal y pimienta*
*5 cucharadas de zumo de limón, y 1 limón*

**1** Retira la piel y los tendones de las pechugas y golpéalas con un mazo de cocina para aplanarlas. Condiméntalas con sal, pimienta y el pimentón y, a continuación, rebózalas en la harina.

**2** Calienta el aceite de oliva en una sartén y fríe las pechugas unos 5 minutos por cada lado, hasta que estén hechas por dentro.

**3** Después, añade las hierbas aromáticas y el zumo de limón. Lava el limón con agua caliente y córtalo en rodajas. Sirve las pechugas con las rodajas de limón. Este plato puede acompañarse con una guarnición de arroz.

## Humus delicia

***Para 12 tostadas (4 personas)***
***Tiempo de preparación: 30 minutos,***
***más 2 horas de refrigeración***

*1 taza de garbanzos cocidos*
*5 cucharadas de aceite de oliva*
*2 cucharadas de jugo de limón*
*1 diente pequeño de ajo, picado*
*2 cucharadas de perejil picado*
*12 tostadas de pan integral sin sal*
*(pueden ser unas tortitas de trigo o de arroz)*

**1** Colocar en el vaso de la batidora trituradora los garbanzos, el aceite de oliva, el jugo de limón, el ajo y el perejil. Procesar hasta formar una pasta lo más lisa posible.

**2** Guardar, tapado, en el frigorífico durante unas 2 horas por lo menos, antes de servir con las tostadas.

**Nuestro consejo.** Los ingredientes para las picadas y patés de este tipo suelen tener un alto contenido en sodio; esta receta es una buena opción para cuidar la salud sin privaciones. Si se usan garbanzos de conserva, ponerlos en un colador y lavarlos con abundante agua fría.

## Sopa de remolacha

*Para 6 personas*
*Tiempo de preparación: unos 15 minutos, más 40 de cocción*
*500 g de remolacha cruda, picada*
*1 rama de apio, picada*
*50 g de champiñones, rebanados*
*150 g de cebolla, picada*
*1 pimiento rojo o amarillo pequeño, sin semillas y picado*
*175 g de patatas, picadas*
*2 cucharadas de aceite de oliva o de girasol*
*2 cucharaditas de cilantro en polvo*
*1 cucharadita de semillas de comino*
*1 y ½ litros de caldo de verduras*
*una pizca de tomillo seco*
*sal y pimienta negra*
*Para decorar: 150 g de yogur natural semidesnatado*
*cebollino fresco picado (o bien unas hojas picadas de rúcula o de remolacha, para servir)*

1 En una cacerola grande, pon a calentar a fuego alto la remolacha, el apio, los champiñones, las cebollas, el pimiento y las patatas y agregue el aceite. Cocina, moviendo, hasta que los vegetales empiecen a saltar. Tapa la cacerola, reduce la llama a fuego bajo y cocina 10 minutos, sin destapar.

2 Añade el cilantro y el comino y cocina durante 2 minutos más. Agrega el caldo y el tomillo, sube la llama a fuego alto y deja que suelte el hervor; baja la llama y cocina 20 minutos más, revolviendo ocasionalmente.

3 Sazona con sal y pimienta al gusto. Vierte la sopa en tazones individuales y decora con yogur y cebollino picado.

## Arroz con leche a la vainilla

*Para 2 personas*
*Tiempo de preparación: 25 minutos*
*120 g de arroz (redondo o bomba)*
*550 ml de leche (1,5% de M.G.)*
*1 vaina de vainilla*
*1 rodaja delgada y pelada de jengibre*
*1 cáscara de limón ecológico y 1 de naranja (de 8 a 10 centímetros de longitud)*
*1 cucharada rasa de azúcar integral de caña*
*opcional: un puñadito de pasas sultanas, o de orejones de fruta troceados, o bien 3 cucharadas de chips de coco (o coco rallado)*

1 Colocar el arroz y la leche en una cazuela de 20 cm de diámetro y llevar a ebullición. Partir por la mitad la vainilla y raspar la zona central. Añadir la leche y la ralladura de vainilla, el jengibre, las cáscaras de limón y naranja y el azúcar. Tapar y dejar cocer a fuego lento durante unos 18 minutos, remover **171**

de vez en cuando. Retirar el arroz del fuego y dejar reposar 5 minutos más.

2 Entre tanto tostar durante 1 minuto los chips de coco en una sartén sin grasa. Espolvorear opcionalmente con el coco en chips o rallado. El arroz con leche se puede servir caliente, templado o frío.

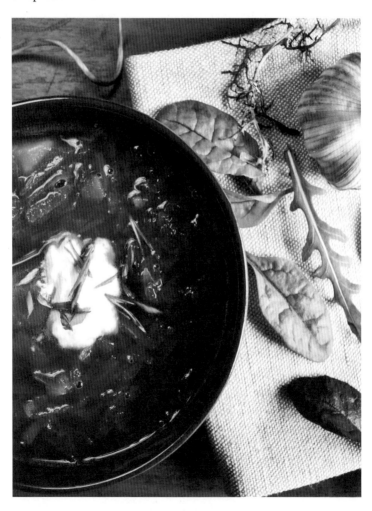

# Recetas ligeras detox

## Ensalada de col rizada con tubérculos

*Para 2 personas*

*Tiempo de preparación: unos 30 minutos*

*1 manojo de rabanitos, 1 chirivía y 1 zanahoria*

*1 cucharada de aceite de oliva*

*250 g de col rizada tipo «kale»*

*1 cucharadita de crema de cacahuete*

*1 cucharada de aceite de cacahuetes tostados*

*1 cucharada de vinagre balsámico blanco*

*1 cucharadita de miel, sal y pimienta*

*2 cucharadas de granos de granada*

*2 cucharadas de nueces y cacahuetes troceados*

**1** Calentar el horno a 200 ºC. Pela la chirivía y la zanahoria, y córtalas a rodajas. Unta las hortalizas con el aceite de oliva, extiéndelas en la bandeja del horno forrada con papel vegetal y ásalas unos 30 minutos a media altura.

**2** Mientras tanto, lava la col, córtala en trozos del tamaño de un bocado y ponla en un bol. Para preparar el aliño, mezcla la crema y el aceite de cacahuete con el vinagre y la miel. Si prefiere una consistencia más líquida, añade agua al gusto. Condiméntalo con sal y pimienta.

**3** Salpimienta también las hortalizas asadas y mézclalas con la col y el aliño. Sirve la ensalada con los granos de granada y los frutos secos  troceados esparcidos por encima.

**Nuestro consejo.** La col rizada contiene gran cantidad de vitamina A, esencial para el sistema inmunitario, y de vitamina C, que protege las células y las membranas celulares.

# Ensalada de arroz, mango y aguacate

*Para 2 personas*
*Tiempo de preparación: unos 60 minutos*
*25 g de arroz salvaje*
*25 g de arroz integral*
*2 cucharadas de almendras*
*1 mango pequeño maduro*
*1 aguacate maduro*
*½ ramito de cilantro*
*1 cebolla roja*
*1 guindilla roja fresca pequeña*
*2 limas de cultivo ecológico*
*4 cucharadas de aceite de colza*

1 Cuece los dos tipos de arroz según las instrucciones de los respectivos envases. Mientras tanto, tuesta las almendras en una sartén hasta que estén doradas. Pela el mango, desecha el hueso y córtalo a dados. Abre el aguacate por la mitad, desecha el hueso y córtalo también a dados pequeños. Lava el cilantro y sacúdelo para secarlo. Arranca las hojas y pícalas finas. Pela la cebolla y córtala a rodajas.

2 Para preparar el aliño lava la guindilla, despepítala y pícala fina. Ralla la piel de las limas y exprímelas. Pon en el vaso de la batidora la guindilla, la ralladura de lima, el zumo y el aceite con 1 cucharada de dados de mango y tritúralo todo bien. Sálalo.

3 Reparte el arroz, el mango y el aguacate en dos vasos, en capas, y vierte el aliño por encima.

**Nuestro consejo.** El arroz salvaje contiene muchos nutrientes, por ejemplo, vitamina B2, esencial para el sistema inmunitario.

# Rollitos de lechuga rellenos de mijo

*Para 2 personas*
*Tiempo de preparación: unos 30 minutos*

*100 g de mijo*
*1 lechuga*
*½ pepino*
*100 g de tomates de cóctel*
*100 g de frambuesas (o fresitas)*
*½ ramito de albahaca*
*1 limón de cultivo ecológico*
*5 cucharadas de aceite de oliva*
*sal y pimienta*
*2 cucharadas de queso fresco tipo requesón*

**1** Pon el mijo en un colador y lávalo hasta que el agua salga clara. Tuéstalo luego brevemente en una cazuela. Añade 300 ml de agua y llévalo a ebullición. Cuécelo 10 minutos tapado y a fuego lento. Luego, apaga el fuego y déjalo reposar otros 10 minutos.

**2** Mientras tanto, deshoja con cuidado la col. Lava las hojas grandes externas, sécalas con cuidado y déjalas unos minutos en el horno. Lava el pepino, córtalo a lo largo y quítale las pepitas con una cuchara. Córtalo luego en rodajas finas. Lava los tomates, desecha la parte dura de la inserción del tallo y cuartéalos.

**3** Con cuidado, lava las frambuesas y séquelas. Saca las hojas de col del horno y resérvalas. Arranca las hojas de la albahaca, lávalas, sacúdelas para secarlas y córtalas en tiras finas. Lava el limón con agua caliente, ralla la piel y exprime una mitad.

**4** Para preparar el aliño, mezcla 1 cucharada de frambuesas con el zumo de limón y el aceite de oliva, y tritúralo bien. Alíñalo con sal y pimienta.

**175**

**5** Mezcla el mijo con el pepino, el tomate, el resto de las frambuesas, la albahaca, la ralladura de limón, el queso y el aliño. Si fuera necesario, aplana un poco las hojas de col con una maza de cocina.

**6** Coloca un poco de la preparación de mijo en el centro de cada hoja, sin cubrir el tercio inferior. Dobla la parte libre de la hoja de col hacia arriba y luego el borde izquierdo hacia dentro para hacer los rollitos.

**Nuestro consejo.** El mijo es rico en hierro, que refuerza el sistema inmunitario y es responsable del transporte del oxígeno por el organismo, lo que proporciona energía y vitalidad. La vitamina C del limón facilita la absorción del hierro.

## Cuscús con hortalizas asadas

*Para 2 personas*
*Tiempo de preparación: unos 55 minutos*
*1 zanahoria, 1 calabacín y 1 berenjena pequeña*
*1 cebolla roja*
*3-4 dientes de ajo*
*3 cucharadas de aceite de oliva*
*1 naranja de cultivo ecológico*
*150 g de cuscús*
*½ cucharadita de canela*
*1 cucharadita de cúrcuma*
*2 cucharaditas de comino*
*1 punta de cuchillo de guindilla molida*
*3 ciruelas pasas*
*½ tarro de garbanzos cocidos (240 g)*
*2 ramitas de cilantro*

1 Caliente el horno a 200 ºC. Pele la zanahoria y córtela en rodajas oblicuas. Pela el calabacín, cuartéalo a lo largo y luego córtalo en trozos. Lava la berenjena, desecha las partes duras y trocéala también. Pela la cebolla y córtala en rodajas. Pela los ajos.

2 Aliña bien las hortalizas con el aceite, extiéndelas en la bandeja del horno forrada con papel vegetal y ásalas de 30 a 40 minutos. Salar.

3 Mientras tanto, ralla la piel de la naranja y luego exprímela. Pon el cuscús y las especias en un bol y vierte 200 ml de agua hirviendo encima. Déjalo reposar 10 minutos tapado, y luego añade la mitad de la ralladura de naranja. Pica bien las ciruelas.

4 Escurre los garbanzos, lávalos bajo el agua corriente y déjalos en un bol para que cada uno se sirva la cantidad preferida, antes de comer este plato. Lava el cilantro, sacúdelo para secarlo, arranca las hojas y pícalas bien.

5 Mezcla el cuscús con la ralladura de naranja y las ciruelas. Sálalo y sírvelo acompañado de las hortalizas asadas con el cilantro esparcido por encima.

## Ensalada de garbanzos con aguacate

*Para 2 personas*

*Tiempo de preparación: unos 90 minutos, más el remojo*

*100 g de garbanzos secos*

*1 rebanada de pan integral de centeno*

*1 cucharada de aceite de oliva y 2 cucharadas de zumo de limón*

*1 guindilla roja fresca*

*1 aguacate y 2 naranjas de cultivo ecológico*

*150 g de yogur natural (3,5% M.G.)*

*sal y pimienta*

*100 g de lechuga y 1 cebolla roja*

1 Dejear los garbanzos en remojo al menos 12 horas en el triple de volumen de agua. Lávalos luego bajo el grifo y ponlos en una cazuela. Cúbrelos con agua, llévalos a ebullición y, a continuación, cuécelos a fuego lento unos 90 minutos. Escúrrelos y frótalos con un paño de cocina para quitarles la piel.

2 Mientras tanto, desmiga bien el pan. Calienta el aceite en la sartén y dora las migas removiendo de vez en cuando.

3 Lava la guindilla, despepítala y pícala fina. Pela el aguacate, ábrelo por la mitad, desecha el hueso y córtalo a medias rodajas. Pon el aguacate en un cuenco, alíñalo con el zumo de limón y la guindilla, y déjalo reposar.

4 Para preparar el aliño de la ensalada, ralla la piel de las naranjas y luego exprímelas. Mezcla el zumo y la ralladura con el yogur, y salpimiéntalo. Si lo deseas, diluye el aliño con un poco de agua.

5 Lava la lechuga, sacúdela para secarla y disponla en una ensaladera. Pela la cebolla y córtala en rodajas finas. Añade los garbanzos, el aguacate, la cebolla separada en aros y el aliño. Sirve la ensalada con las migas de pan negro esparcidas por encima.

**Nuestro consejo.** La guindilla ayuda al cuerpo a eliminar toxinas y estimula la circulación. Los carotenos de la naranja protegen las células del organismo.

# Ensalada de bulgur y calabaza

*Para 2 personas*
*Tiempo de preparación: unos 35 minutos*
*100 g de trigo bulgur (o de cebada perlada)*
*500 g de tomatitos secos*
*½ calabaza tipo hokkaido pequeña*

*1 diente de ajo y 1 cebolleta*
*6 cucharadas de aceite de oliva*
*50 g de rúcula*
*2 cucharadas de piñones (opcional)*
*4 ramitas de tomillo*
*2 cucharadas de yogur natural*
*1 cucharadita de sirope natural de arce*
*1 cucharada de vinagre balsámico blanco*
*sal y pimienta*

**1** Lleva la cebaba perlada a ebullición en una cazuela con suficiente agua. Luego, cuécela a fuego lento, tapada, unos 30 minutos.

**2** Calienta el horno a 200 °C. Lava los tomates y desecha la parte dura de la inserción del tallo. Lava la calabaza y córtala en cuñas finas. Pela el ajo.

**3** Mezcla los tomatitos y la calabaza con el aceite, y añade el ajo majado. Unta bien las hortalizas, extiéndelas en la bandeja del horno forrada con papel vegetal y ásalas de 15 a 20 minutos.

**4** Lava la rúcula y sacúdela para secarla. Lava la cebolleta y córtala en rodajitas. Si los utilizas, tuesta ligeramente los piñones en una sartén.

**5** Para preparar el aliño, lava el tomillo, sacúdelo para secarlo y arranca las hojas. Mézclalo con el yogur, el sirope de arce y el vinagre balsámico, y salpiméntalo.

**6** Mezcla el trigo bulgur (o la cebada) con las hortalizas asadas, la rúcula y la cebolleta. Rocíalo con el aliño y sírvala.

**Nuestro consejo.** Un plato muy ligero para el organismo, con una variedad de hortalizas que le aportan sustancias vitales.

# Brochetas de pavo con hortalizas

*Para 2 personas*
*Tiempo de preparación: unos 40 minutos,*
*más el tiempo de adobo y cocción*
2 dientes de ajo
1 guindilla roja fresca
150 g de pechuga de pavo
1 cucharadita de jengibre picado fino
½ cucharadita de canela
1 cucharadita de miel
3 cucharadas de aceite virgen de oliva
350 g de patatas
200 g de pimiento rojo
200 g de calabacín

1 Pela los ajos y pícalos finos. Lava la guindilla, despepítala y pícala. Lava la pechuga, sécala y córtala en dados. Mezcla la carne con el ajo, la guindilla, el jengibre, la canela, la miel y el aceite, y déjala macerar tapada en la nevera al menos 2 horas, mejor toda una noche.

2 Lava bien las patatas, el pimiento y el calabacín. Si quieres puedes pelar las patatas y cocerlas ligeramente en agua con sal, pero procurando que no queden blandas. Córtalas a cuadrados rodajas. Despepita el pimiento y trocéalo. Pela el calabacín y córtalo en rodajas.

3 Calienta el horno a 180 ºC. Ensarta en brochetas la carne y las hortalizas, alternándolas. Coloca las brochetas en la rejilla del horno y ásalas 30 minutos. Salar y servir.

**Nuestro consejo.** La guindilla facilita la secreción de toxinas y estimula la circulación.

# Ensalada de quinoa y col

*Para 2 personas*

*Tiempo de preparación: unos 35 minutos*

*Calorías por ración: 430 kcal (con la col «kale» y el apio)*

*100 g de quinoa*

*½ cucharadita de sal*

*200 g de col «kale» o de col lombarda*

*2 zanahorias*

*½ pepino*

*½ ramita de apio (opcional)*

*3 ramitas de cilantro*

*2 cucharadas de sésamo*

*2 dientes de ajo*

*½ guindilla roja fresca*

*1 trozo de jengibre de 1 cm*

*1 cucharada de crema de cacahuete*

*2 cucharadas de aceite de sésamo*

*1 cucharada de zumo de lima*

1 Pon la quinoa en un colador y lávala bajo el grifo hasta que el agua salga clara. Pon a hervir 300 ml de agua en una cazuela y eche la quinoa y la sal. Lleva la quinoa a ebullición y luego baja el fuego y cuécela, tapada, 15 minutos. Retírala del fuego y déjala reposar otros 10 minutos.

2 Lava la col, desecha las partes duras y córtala fina con una mandolina. En un bol, mézclala con la sal, removiendo bien con las manos unos 3 minutos. Pela las zanahorias y el pepino, y córtalos a cuadraditos. Lava el cilantro y pícalo fino. Tuesta el sésamo en una sartén.

3 Para preparar el aliño, pela los ajos y trocéalos. Lava la guindilla, despepítala y trocéala. Pela el jengibre y trocéalo

también. Ponlo todo en el vaso de la batidora con la crema de cacahuete, el aceite de sésamo y el zumo de lima, y tritúralo bien. Sálalo. Añade agua al gusto para obtener un aliño algo más líquido.

**4** Mezcla la quinoa, la col, la zanahoria y el pepino con el aliño. Sirve la ensalada con el cilantro y el sésamo esparcidos por encima.

**Nuestro consejo.** La guindilla ayuda al organismo a eliminar toxinas y estimula la circulación. El jengibre tiene un efecto antiinflamatorio y también estimula la circulación.

## Sopa de acelgas y tofu

*Para 2 personas*
*Tiempo de preparación: unos 35 minutos*
*500 g de acelgas*
*5 dientes de ajo*
*1 trozo de cúrcuma de 1 cm*
*1 guindilla roja fresca*
*1 limón*
*100 g de tofu de seda*
*2 cucharadas de aceite de oliva*
*750 ml de caldo de verduras sin sal*
*sal marina*

**1** Lava las acelgas, sacúdelas para secarlas y límpialas. Corta las pencas y pícalas. Corta luego la parte verde en tiras. Pela los ajos y, con una mandolina, córtalos en láminas muy finas. Pela la cúrcuma y pícala bien. Lava la guindilla, despepítala y pícala también. Exprime el limón. Escurre el tofu y córtalo en dados.

**2** Calienta el aceite en una sartén y rehoga el ajo. Añade el picadillo de pencas de acelga y, removiendo, rehógalo hasta que esté tierno. Agrega las tiras de hoja de acelga, la cúrcuma y la guindilla. Vierte el caldo y el zumo de limón. Llévalo a ebullición y luego cuécelo a fuego lento 5 minutos. Finalmente, incorpora el tofu para que se caliente y sala la sopa.

**Nuestro consejo.** La cúrcuma estimula el funcionamiento de la vesícula biliar. La guindilla ayuda a eliminar toxinas y estimula la circulación. Las comidas caldosas dan menos trabajo al aparato digestivo, y el organismo expulsa así mejor las toxinas.

## Curry de coliflor

*Para 2 personas*
*Tiempo de preparación: unos 35 minutos*
*100 g de arroz (preferiblemente integral y ecológico)*
*1 cebolla y 2 dientes de ajo*
*1 coliflor y 1 boniato pequeño*
*un puñado de garbanzos cocidos*
*1 guindilla roja fresca*
*2 cucharadas de aceite de sésamo tostado*
*300 ml de caldo de verduras sin sal*
*100 ml de leche de coco sin azúcar*
*3 cucharadas de curry en polvo*
*½ limón de cultivo ecológico*

**1** Cuece el arroz según las indicaciones del envase. Mientras tanto, pela la cebolla y los ajos, y pícalos finos. Lava la coliflor, límpiala y córtala en ramitos. Pela el boniato y córtalo a daditos. Lava la guindilla, pártela por la mitad, despepítala y pícala fina.

Calienta el aceite en un sartén y rehoga la cebolla y el ajo hasta que la cebolla esté transparente. Añade los ramitos de coliflor, los dados de boniato y los garbanzos, y cúbrelo con el caldo y la leche de coco. Echa la guindilla y el curry, y cuécelo a fuego suave 15 minutos, removiendo de vez en cuando. Añade un poco de agua si fuera necesario.

Ralla la piel del limón y añádela al curry. Sálalo y sírvelo con el arroz.

**Nuestro consejo.** Este plato queda muy bien añadiéndole 6 dátiles cortados a tiras finas.

## Guiso de repollo e hinojo

*Para 2 personas*
*Tiempo de preparación: unos 20-25 minutos, más cocción*
*1 diente de ajo*
*1 cebolla*
*1 bulbo de hinojo*
*200 g de repollo*
*2 zanahorias*
*3 patatas*
*1 guindilla roja fresca*
*1 manojo de perejil*
*6 cucharadas de aceite de colza*
*1 litro de caldo de verduras sin sal*
*325 g de tomate troceado de bote*
*2 cucharadas de zumo de limón*
*1 hoja de laurel*
*½ cucharadita de apio en polvo*
*2 cucharadas de comino, sal*

**1** Pela el ajo y la cebolla, y pícalos finos. Lava el hinojo, límpialo y córtalo en tiras. Lava el repollo, desecha el troncho y córtalo también en tiras. Pela las zanahorias y las patatas, y córtalas en bastoncillos. Lava la guindilla, despepítala y pícala fina.

**2** Calienta 2 cucharadas de aceite en una cazuela grande y rehoga bien el ajo y la cebolla. Echa otras 2 cucharadas de aceite y sofríe el hinojo 3 minutos. Agrega el repollo y rehógalo 3 minutos. Añade el resto del aceite, las zanahorias y las patatas, y sigue rehogando otros 3 minutos.

**3** Vierte el caldo. Incorpora la guindilla, el tomate, el zumo de limón, el laurel, el apio de monte y el comino, y déjalo cocer, tapado y a fuego lento, de 20 a 30 minutos. Sálalo. Sirve el guiso con el perejil picado esparcido por encima.

**Nuestro consejo.** Las comidas caldosas dan menos trabajo al aparato digestivo, y el organismo aprovecha esa energía para expulsar toxinas. La guindilla ayuda a desintoxicarse y estimula la circulación.

## Sopa con arroz

*Para 6 personas*
*Preparación: unos 30 minutos, más cocción*
*500 g de verdura variada (p. ej., zanahoria, apio, col, coliflor)*
*1 cebolla y 3 tomates pequeños*
*1 cucharada de aceite de oliva*
*1 bote de alubias blancas (o de lentejas)*
*125 g de judías verdes (pueden ser congeladas)*
*1,5 litros de caldo vegetal*
*sal, y sal de ajo ó 1 cucharadita de albahaca*
*100 g de arroz y 40 g de queso rallado*

1 Selecciona la verdura y lávala. Pela las zanahorias, retira los hilos del apio y parte ambos en rodajas. Corta la col a tiras y la coliflor en ramitos. Pela la cebolla y córtala a dados.

2 Calienta el aceite y sofríe la panceta y la cebolla. Añade la verdura y sigue sofriendo unos minutos. Enjuaga las alubias y déjalas escurrir.

3 Agrega las alubias y las judías verdes a la verdura. Vierte el caldo, condimenta con los dos tipos de sal y la albahaca, y cuece la sopa unos 10 minutos.

4 Mientras tanto, lava los tomates, hazles un corte en forma de cruz en la piel, retírales el rabillo, escáldalos en agua hirviendo, pélalos y córtalos en cuartos.

5 Añade el arroz a la sopa y prosigue con la cocción a fuego lento de 15 a 20 minutos. Agrega los tomates en los últimos 5 minutos. Comprueba el punto de sal de la sopa y sírvela espolvoreada con el queso rallado.

**Nuestro consejo.** Esta receta queda muy bien acompañada de bayas de goji, ricas en sustancias vitales y antioxidantes que son beneficiosos para el sistema inmunitario y la flora intestinal.

## Cazuela de col con tofu y champiñones

*Para 2 personas*
*Tiempo de preparación: unos 25 minutos,*
*más el tiempo de maceración y cocción*
*½ limón de cultivo ecológico*
*1 trozo de jengibre de 1 cm*
*1 cucharadita de miel*
*3 cucharadas de aceite de sésamo tostado*

*½ cucharadita de sal*
*200 g de tofu natural*
*2 tronchos pequeños de col (preferiblemente la base de col*
*tipo pak choi)*
*250 g de champiñones marrones pequeños*
*1 cebolla y 2 dientes de ajo*
*1 punta de cuchillo de guindilla molida*
*3 cucharadas de sésamo*

**1** Lava el limón con agua caliente, ralla la piel y exprímalo. Pela el jengibre y pícalo muy fino. Para hacer el aliño, mezcla la ralladura y el zumo de limón con el jengibre, la miel, 1 cucharada de aceite y la sal. Saca el tofu del paquete, escúrrelo y córtalo en daditos, úntalo bien con el aliño y déjalo macerar unos 30 minutos.

**2** Lava la col pak choi, desecha las partes duras y córtalo a trocitos. Limpia los champiñones y pártelos por la mitad, o al gusto. Pela la cebolla y los ajos, y pícalos finos. Echa los champiñones en una sartén muy caliente sin grasa y rehógalos, sin dejar de remover, hasta que se evapore el agua que suelten. Retíralos de la sartén.

**3** Calienta el resto del aceite en la sartén y rehoga la cebolla y el ajo. Añade el tofu y dóralo unos 10 minutos a fuego medio, removiendo de vez en cuando.

**4** Incorpora la col pak choi, la sal y la guindilla. y rehógalo todo junto unos 10 minutos, hasta que la col esté tierna. Añade entonces los champiñones y caliéntalos un poco. Sírvelo con sésamo por encima.

**Nuestro consejo.** El tofu tiene un efecto beneficioso en el equilibrio ácido-base.

# Arroz con leche con frutos rojos

*Para 2 personas*

*Tiempo de preparación: unos 50 minutos*

*5 cucharadas de arroz integral*

*400 ml de «leche» de arroz*

*1 cucharadita de canela*

*2 cucharaditas de miel*

*3 cucharadas de frutos del bosque (moras, arándanos rojos, grosella, frambuesa…)*

1 Pon el arroz y la leche de arroz en una cazuela, y llévalo a ebullición. Luego, baja el fuego, tápalo y déjalo cocer unos 40 minutos, removiendo de vez en cuando. Añade la canela y la miel, y mézclalo bien. Sirve el arroz con leche con los frutos del bosque.

**Nuestro consejo.** La combinación de canela y miel fortalece el sistema inmunitario. Los arándanos rojos contienen abundantes antioxidantes y estimulan el funcionamiento de la vejiga. Los frutos del bosque en general poseen propiedades anticancerígenas, antioxidantes y antienvejecimiento.

# PARA SABER MÁS:

Balch, Phyllis, Balch, Dr. James. *Recetas nutritivas que curan.*
Ed. Océano.

Berger, Sioux, Bravi, Soledad. *Plan detox para perezosas.*
Ed. Lunwerg.

Beyer, K. A. *La cura de savia y zumo de limón.* Ed. Obelisco.

Blasco, Mercedes, *El ayuno con zumos.* Ed. Océano.

Boutenko, Victoria. *La revolución verde.* Ed. Gaia.

Duárez Nova, Pedro. *El tesoro de la salud.* Ed. Océano.

Green, Fern. *Proteínas vegetales. 66 recetas antioxidantes.*
Ed. Lunwerg.

Haas, Dr. Elson. *La dieta desintoxicante.* Ed. Integral RBA.

Heinerman, John. *Enciclopedia de jugos curativos.*
Ed. Prentice Hall.

Herp, Blanca. *Cómo curan los zumos verdes.* Ed. RBA.

Herp, Blanca. *La cura de uvas.* Ed. Robin Book.

Kenton, Leslie. *Cómo desintoxicarte en 10 días.* Ed. Edaf.

Lützner, Dr. Hellmut. *Rejuvenecer por el ayuno.*
Ed. Hispano Europea.

Miles, Kristine. *La Biblia de los licuados verdes.* Ed. Grijalbo.

Möhring, Wolfang. *El libro práctico de las tisanas.*
Ed. Robin Book.

Moss, Michael. *Adictos a la comida basura.* Ed. Deusto.

Roura, Núria, *Detox Sen.* Ed. Urano.

Snyder, Kimberly. *Solución detox para la belleza natural.*
Ed. Gaia.

# Títulos de la colección Básicos de la salud

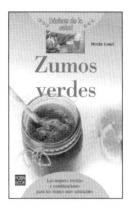

**Zumos Verdes**
Mirelle Louet

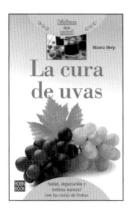

**La cura de uvas**
Blanca Herp

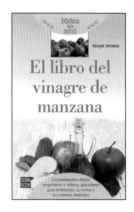

**El libro del vinagre
de manzana**
Margot HellmiB

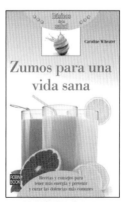

**Zumos para una
vida sana**
Caroline Wheater

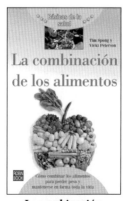

**La combinación
de los alimentos**
Tim Spong y
Vicki Peterson

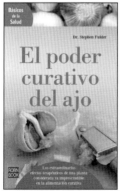

**El poder curativo
del ajo**
Dr. Stephen Fulder